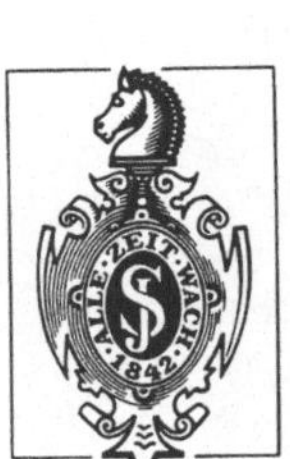

M. Dreyer · H.-G. Dammann (Hrsg.)

Vaskuläre Komplikationen und therapeutische Konsequenzen beim Diabetes mellitus

Mit Beiträgen von
R. Bucala, A. Cerami, T. Deckert, A. Dejgard, B. Feldt-Rasmussen
T. Jensen, A. Kofoed-Enevoldsen, T. Lauritzen, D. Look
E. R. Mathiesen, I. Mühlhauser, K. Norgaard, S. Stender
H. Vlassara, B. Willms

Mit 16 Abbildungen und 17 Tabellen

Springer-Verlag Berlin Heidelberg New York
London Paris Tokyo Hong Kong Barcelona

Priv.-Doz. Dr. Manfred Dreyer
Leitender Oberarzt
Krankenhaus Bethanien
Martinistraße 44–46
2000 Hamburg 20

Professor Dr. Hanns-Gerd Dammann
Ärztlicher Direktor
Krankenhaus Bethanien
Martinistraße 44–46
2000 Hamburg 20

ISBN-13:978-3-540-52597-4   e-ISBN-13:978-3-642-75712-9
DOI: 10.1007/978-3-642-75712-9

2123/3145-543210 Gedruckt auf säurefreiem Papier

Vorwort

Morbidität und Mortalität sind bei Patienten mit Diabetes mellitus gegenüber der Normalbevölkerung deutlich erhöht. Hierbei kommt den vaskulären Komplikationen die entscheidende Rolle zu. Es ist deshalb nur konsequent, die moderne Diabetestherapie heute vordringlich auf die Vermeidung dieser gefäßbedingten Komplikationen auszurichten. Es ist das Anliegen dieses Buches, für den diabetologisch interessierten Arzt in Klinik und Praxis den aktuellen Kenntnis- und Erfahrungsstand zur Prophylaxe der diabetischen vaskulären Komplikationen zusammenzutragen. Dazu geben erfahrene Diabetologen einen aktuellen Überblick über die biochemischen Grundlagen, die neuesten epidemiologischen Daten und die praktisch-therapeutischen Konsequenzen.

Ein neu entdeckter und faszinierender Aspekt in der Pathogenese der vaskulären Komplikationen beim Diabetes ist die fortgeschrittene, nichtenzymatische Glykosylierung von Proteinen und DNA. Sie ist das bisher noch fehlende Bindeglied zwischen den früh einsetzenden biochemischen Veränderungen und der daraus resultierenden strukturellen Manifestation der Gefäßveränderungen. Schon heute ergeben sich aus diesem, von der Arbeitsgruppe um A. Cerami in New York wesentlich bestimmten Forschungsbereich neue Ansätze für eine gezielte pharmakologische Intervention.

Von größter klinisch/praktischer Bedeutung sind die von Torsten Deckert und Mitarbeitern (Steno Memorial Hospital, Gentofte) dargestellten einzigartigen epidemiologischen Befunde zum Verlauf vaskulärer Komplikationen des Patienten mit Diabetes mellitus Typ I. Demnach ist für die Mehrheit der Patienten durch eine nahe-normoglykämische Stoffwechseleinstellung eine effektive Prävention ihrer vaskulären Komplikationen möglich. Bei speziellen Patientenuntergruppen müssen zusätzlich weitere therapeutische Maßnahmen, wie z.B. eine konsequente antihypertensive Behandlung, eingeleitet werden. Die nahe-normoglykämische Stoffwechseleinstellung ist deshalb nach wie vor die wichtigste präventive Notwendigkeit. Die Fragen, die sich hieraus ergeben, sind in dem vorliegenden Buch von deutschen Autoren aufgegriffen worden:

Gilt das Therapieziel nahe-normoglykämische Stoffwechseleinstellung für jeden Patienten und ist es immer realistisch? Welches sind
die Voraussetzungen für dieses anspruchsvolle Therapieziel? Welcher
Stellenwert kommt hierbei der Patientenschulung zu? (I. Mühlhauser,
Düsseldorf).

Welche Form der intensivierten Insulintherapie stehen uns zur
Verfügung? (B. Willms, Bad Lauterberg)

Wo liegen derzeit die aktuellen Probleme in der Insulintherapie
des Typ II-Diabetes? (D. Look, Mölln)

Neu entwickelte Insuline, wie sie von A. Dejgard vorgestellt werden, könnten schließlich durch ein verbessertes pharmakodynami-
sches Profil, das der physiologischen Insulinsekretion enger angepaßt
ist, eine zuverlässige nahe-normoglykämische Stoffwechseleinstellung
wesentlich erleichtern.

Unser besonderer Dank gilt den Autoren der einzelnen Kapitel.

Hamburg, Juli 1990   M. DREYER, H.G. DAMMANN

Inhalt

Autorenverzeichnis

RICHARD BUCALA

Laboratory of Medical Biochemistry
The Rockefeller University
1230 York Avenue
New York, N.Y. 10021, USA

ANTHONY CERAMI

Laboratory of Medical Biochemistry
The Rockefeller University
1230 York Avenue
New York, N.Y. 10021, USA

TORSTEN DECKERT

Steno Memorial Hospital
DK-2820 Gentofte, Dänemark

A. DEJGARD

Medical Department/Diabetes Care
Novo Nordisk A/S
DK-2880 Bagsvaerd, Dänemark

BO FELDT-RASMUSSEN

Steno Memorial Hospital
DK-2820 Gentofte, Dänemark

TONNY JENSEN

Steno Memorial Hospital
DK-2820 Gentofte, Dänemark

ALLAN KOFOED-ENEVOLDSEN

Steno Memorial Hospital
DK-2820 Gentofte, Dänemark

TORSTEN LAURITZEN

Steno Memorial Hospital
DK-2820 Gentofte, Dänemark

DIETER LOOK

Klinik Hellbachtal der BfA
Sebastian-Kneipp-Straße 2
D-2410 Mölln

ELISABETH R. MATHIESEN

Steno Memorial Hospital
DK-2820 Gentofte, Dänemark

INGRID MÜHLHAUSER

Abt. für Ernährung und Stoff-
wechsel
Medizinische Klinik der Univer-
sität
Moorenstraße 5
D-4000 Düsseldorf

KIRSTEN NORGAARD

Steno Memorial Hospital
DK-2820 Gentofte, Dänemark

STEEN STENDER

Steno Memorial Hospital
DK-2820 Gentofte, Dänemark

HELEN VLASSARA

Laboratory of Medical Biochemistry
The Rockefeller University
1230 York Avenue
New York, N. Y. 10021, USA

BEREND WILLMS

Fachklinik für Diabetes und
Stoffwechselkrankheiten
Kirchberg 21
D-3422 Bad Lauterberg

Fortgeschrittene Glykierung und die Pathogenese der diabetischen Gefäßkomplikationen

R. Bucala, H. Vlassara und A. Cerami

Einleitung

Mit Einführung des Insulins in die Therapie konnte die Prognose des Diabetes mellitus wesentlich verbessert werden. Die akuten Komplikationen durch Hyperglykämie und Ketoazidose können nunmehr vermieden werden. Die Hauptursache der Morbidität und erhöhten Mortalität beim Diabetes liegt heute in der Entwicklung von „Spätkomplikationen", die verschiedene Organsysteme betreffen. Diese Komplikationen schließen frühzeitige Arteriosklerose, sowie die charakteristische diabetische Retinopathie, Nephropathie und periphere Neuropathie ein. Die Entwicklung der diabetischen Komplikationen ist individuell unterschiedlich: Während einige Patienten verschont bleiben, manifestieren sich bei anderen Patienten mehrere Komplikationen gleichzeitig und vor allem auch relativ früh im Verlauf der Erkrankung [1].

Die am häufigsten untersuchten pathologischen Veränderungen der diabetischen Komplikationen beziehen sich auf Retina und Nieren [2–7]. Prospektive Studien, sowohl am Menschen als auch im Tierversuch haben gezeigt, daß erhöhte vaskuläre Permeabilität, vermehrte Plasmaproteinablagerungen und Mikroverschlüsse frühe und häufige Befunde sind [3, 8–10]. Spätere Veränderungen schließen Proliferation der glatten Muskelzellen in den Arterien und Volumenzunahme des Mesangiums in den Nieren ein. Beide Veränderungen führen schließlich zur fortschreitenden Lumeneinengung und Minderperfusion von kritischen Gefäßabschnitten [2, 3, 11–14].

Bis vor kurzem war die Rolle der chronischen Hyperglykämie bei der Auslösung der vaskulären Veränderung beim Diabetes mellitus noch kaum bekannt. Nunmehr liegen wichtige Befunde vor, die vermuten lassen, daß die ausgeprägte Interaktion von Glukose mit Proteinen zu der Bildung von „fortgeschrittenen Glykierungsendprodukten" (AGEs) führt, die für viele der physiko-chemischen und zellulären Veränderungen verantwortlich sind. Fortgeschrittene Glykierung bietet sowohl eine einheitliche Theorie, um vieles in der Pathogenese der diabetischen Spätkomplikationen zu erklären, als auch eine rationale Basis für therapeutische Interventionen.

Hämoglobin A_{1c} und die frühen Schritte in der nichtenzymatischen Glykosylierung

Nichtenzymatische Glykosylierung (oder Glykierung) beschreibt die chemische Verknüpfung von Zuckern mit der Aminogruppe von Proteinen über einen kovalenten, nicht enzymabhängigen Mechanismus [15]. Der erste Nachweis einer nichtenzymatischen Glykosylierung in vivo begann mit der Untersuchung der HbA_{1c}-Struktur. Obwohl diese Hämoglobinspezies vor mehr als 30 Jahren beschrieben wurde (und für ein Artefakt gehalten wurde) [16–17], konnten erst Studien in den 70er Jahren zeigen, daß HbA_{1c} durch eine posttranslationale Modifikation auftritt [18]. Eine ganze Reihe von indirekten Experimenten legt die Vermutung nahe, daß HbA_{1c} durch ein N-terminales Kohlenhydrat charakterisiert sei, und schließlich [19–21] konnte mit der Protonen-Magnet-Resonanzspektroskopie unzweifelhaft gezeigt werden, daß am terminalen Valin ein Glukose-Amadori-Produkt gebunden ist [22]. Die große Bedeutung dieser Reaktion wurde von König et al. [18] herausgestellt. Sie schlugen das Glykohämoglobin vor als Modell für die Untersuchungen von Basalmembranenverdickungen bei Diabetes.

Amadori-Glykierungsprodukte wurden an über 25 Humanproteinen nachgewiesen [23]. Die Abb. 1 illustriert das Reaktionsschema, das zu der nichtenzymatischen Glykosylierung der Aminogruppen von Proteinen führt. Beide, die $\propto$-Aminogruppe der N-terminalen Aminosäurenreste als auch die ε-Aminogruppe der Lysinreste reagieren mit dem Carbonylrest der Zucker, um dann eine reversible Schiffsche Base zu bilden. Die Reaktion zur Schiffschen Base ist frei reversibel, und binnen weniger

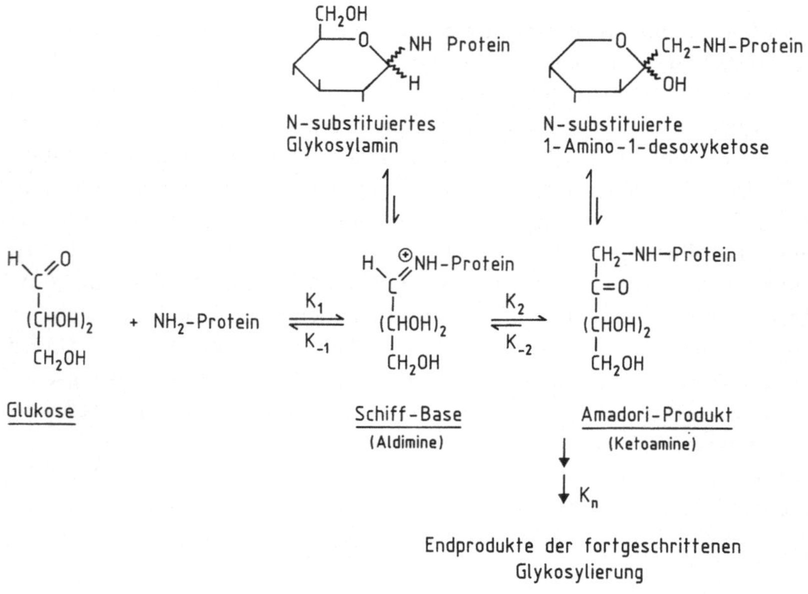

Abb. 1. Bildung von proteingebundenen Glykierungsprodukten. Das Äquilibrium der reversiblen Schiffschen Base und der Amadori-Produkte wird innerhalb von Stunden bzw. von Wochen erreicht. Fortgeschrittene Glykierungsprodukte akkumulieren im Bereich der langlebigen Proteine und sind irreversibel an Proteine gebunden. (Nachdruck mit Erlaubnis der Autoren aus [23])

Stunden stellt sich ein Äquilibrium für dieses labile Produkt ein [24]. Die Verbindung der Schiffschen Base zwischen Glukose und Protein unterliegt einer langsamen intramolekularen Umlagerung mit dem Ergebnis einer stabileren Verbindumg, dem Amadoriprodukt (Abb. 1). Dieses Produkt ist chemisch nur in geringem Maße reversibel und erreicht sein Äquilibrium nach ca. 28 Tagen. Der absolute Spiegel der Amadoriprodukte in vivo gibt die durchschnittliche Glukosekonzentrationen und die Halbwertszeit des betreffenden Proteins wieder. Dadurch eignet sich Hämoglobin A_{1c} als ein klinischer Marker für die langfristige Glukoseeinstellung [25, 26].

Es ist wichtig, darauf hinzuweisen, daß nach der Zeit, die für ein Protein erforderlich ist, um mit freier Glukose ein Äquilibrium zu bilden, der absolute Gehalt der Amadoriprodukte nicht weiter zeitabhängig ansteigt. Auch in vivo konnte diese Kinetik durch Messung von Amadoriprodukten an Gewebe von Diabetikern mit gleichem Grad der Hyperglykämie über unterschiedliche Zeiträume bestätigt werden. Der Spiegel der Amadoriprodukte war jeweils um den Faktor 2–3 erhöht im Vergleich zu Proteinen beim Nichtdiabetiker, unabhängig davon, ob das Protein nach 18 Wochen oder auch nach jahrelang andauernder Hyperglykämie entnommen wurde [27, 28]. Eine wichtige Voraussetzung ist, daß das Proteinsubstrat in vivo eine Halbwertszeit hat, die länger ist als die Periode, die das Amadoriprodukt benötigt, um sein Äquilibrium zu erreichen (3–4 Wochen).

Fortgeschrittene Glykierung

Das Amadoriprodukt ist relativ stabil. Langfristig, im Maßstab von Wochen bis Jahren, finden jedoch weitere chemische Transformationen statt. Diese Reaktionen bieten die Basis für eine fortgeschrittene Glykierung und führen zu Proteinbindungsprodukten, die direkter pathophysiologischer Ausgangspunkt der diabetischen Komplikationen sind. Bei den Proteinen mit langer Halbwertszeit unterliegen die Amadoriprodukte mehreren weiteren Reaktionen, wie Dehydrierungen und Umlagerungen, so daß sich eine Klasse unterschiedlicher Strukturen von sog. fortschrittenen glykierten Endprodukten (AGEs) [29, 30] entsteht. Diese Proteingruppe ist charakterisiert durch ihr braunes Pigment, ihre Fluoreszenz und ihre Fähigkeit, Vernetzung von Proteinen untereinander herbeizuführen. Dieser Prozeß wurde auch nichtenzymatische Bräunung oder Maillard-Reaktion, nach dem französischen Chemiker, der den Prozeß zuerst 1912 beschrieben hat, benannt [31].

Ein wichtiger und bestimmender Unterschied zwischen Amadoriprodukten und fortgeschrittenen Glykierungsendprodukten ist der, daß die Amadoriprodukte ein Äquilibrium mit Glykose bilden, während AGEs irreversibel an Proteinen gebunden sind. An langlebigen Proteinen, wie Kollagen und Basalmembranen, kommt es zu einer kontinuierlichen Akkumulation der AGEs über die gesamte Lebensdauer der Individuen. Die Menge der AGEs, die gebildet werden, hängt ab von der Äquilibriumkonzentration des Amadoriproduktes. Da die Bildung der Amadoriprodukte wiederum eine Funktion der individuellen durchschnittlichen Glykämie ist, ist die AGE-Bildung bei Patienten mit Diabetes erhöht [32, 33]. Diese Schlußfolgerung wird durch In-vivo-Ergebnisse unterstützt. Abb. 2 zeigt das Ergebnis von spektroskopischen Untersuchungen an humanen Durakollagen von Individuen unterschiedlichen

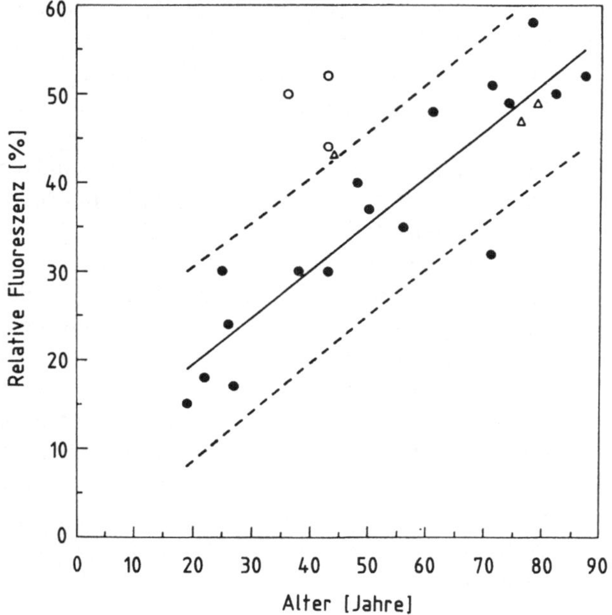

Abb. 2. Relative Fluoreszenz der fortgeschrittenen Glykierungsendprodukte im Dura-Kollagen von Individuen unterschiedlichen Alters (gemessen als Fluoreszenz bei 440/370 nm, Angaben bezogen auf mg Hydroxyprolin). Die *gestrichelte Linie* gibt das 95%-Vertrauensintervall wieder. Die *Punkte* zeigen Normalprobanden, *offene Kreise* Patienten mit juvenilem Diabetes (Typ I), die *Dreiecke* sind Patienten mit Typ-II-Diabetes. (Nachdruck mit Erlaubnis der Autoren von [33]

Alters. AGE-assoziierte Fluoreszenz/449 nm/370 nm) nimmt altersabhängig bei den Individuen zu. Bei Patienten mit Diabetes war die kollagenassoziierte Fluoreszenz jedoch stärker als nach dem entsprechenden Lebensalter erwartet. Dieses steht im Einklang mit der Annahme, daß Amadoriprodukte Vorläufer für die AGE-Bildung sind und ihre erhöhte Konzentration bei Diabetikern zu einer vermehrten Akkumulation von irreversibel gebundenen fluoreszierenden AGEs führt.

Untersuchungen der Stoffwechselwege, die zur AGE-Bildung führen, wurden dadurch erschwert, daß die AGE-Formation sehr langsam verläuft, die Intermediärprodukte strukturell heterogen sind und das Endprodukt unter Bedingungen der sauren oder alkalischen Hydrolyse sehr instabil ist. 1984 wurde das erste synthetische AGE-Produkt (FFI-(2-(2-furoyl)-4(5)-(2-furanyl)-1H-imidazole) aus einer Mischung von Polypeptiden und Glukose isoliert [34]. Die Struktur dieses gelblich-braun fluoreszierenden Stoffes schien das Ergebnis der Kondensation von zwei Amadoriprodukten zu sein. Kürzlich publizierte Untersuchungen wiesen darauf hin, daß ein großer Teil des FFI als Artefakt während der chemischen Isolierung entsteht [35]; ein strukturell ähnlicher Stoff kann jedoch durch Immunoassay nachgewiesen werden, wenn AGE-modifizierte Proteine einer enzymatischen Hydrolyse unterzogen werden [36]. Weitere kürzlich beschriebene AGEs haben die Struktur der AFGPs (1-alkyl-2-formyl-3,4-diglycosyl pyrroles) (Abb. 3) [37]. Diese Verbindungen wurden aus synthetischen Ansätzen isoliert, die Sulfid benutzten, um die mehr terminalen Stadien der fortgeschrittenen Glykierung zu inhibieren. Amadoriprodukte können

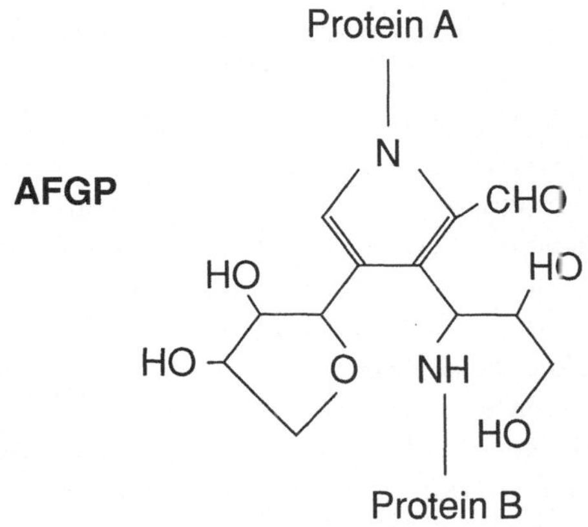

Abb. 3. Struktur des fortgeschrittenen Glykierungsproduktes AFGP (1-alkyl-2-formyl-3,4-diglycosyl pyrrole)

auch einer oxidativen Degradierung in vivo unterzogen werden, die zu reaktiven Deoxyglucosonen führen, die wiederum an Aminogruppen von Proteinen binden können [38]. „Pyrraline" und andere von Glukose abgeleitete Pyrrole scheinen sich über diesen Mechanismus zu bilden [39] und konnten kürzlich durch immunochemische Untersuchungen in diabetischen Proteinen [40] nachgewiesen werden. Ein weiterer Stoffwechselweg für Amadoriprodukte führt über Degradation zur Bildung von Proteinen, die an Carboxymethyllysin und Erythronsäure gebunden werden [41]. Diese Verbindungen wurden im Urin nachgewiesen. Damit liegt nahe, daß eine oxidative Degradierung von Amadoriprodukten z.T. auch in vivo auftritt. Dieser Prozeß mag möglicherweise die Gesamtmenge der AGE, die für Protein-Protein-Kreuzverbindungen zur Verfügung stehen, beschränken.

Obwohl die meisten Studien die Rolle der Glukose bei der Initiierung nichtenzymatischer Glykierung hervorgehoben haben, ist es von entscheidender Bedeutung, daß vieles aus der Chemie der fortgeschrittenen Glykierung generalisiert werden kann und ebenso für andere Aldosen und Ketosen gilt. Glukose ist der vorherrschende extrazelluläre Zucker, dennoch kann eine ganze Anzahl anderer Intermediärstoffe der Glykolyse, die intrazellulär auftreten, zur fortgeschrittenen Glykierung beitragen. Glukose-6-Phosphat und Glyceraldehyde sind viel reaktiver als Glukose gegenüber den Aminogruppen der Proteine [42, 43]. Da nur die offene Kettenform der Zucker reagiert, ist Glukose-6-Phosphat 20fach mehr reaktiv als Glukose und wird häufig benutzt, um den Prozeß der fortgeschrittenen Glykierung experimentell zu beschleunigen [44]. Obwohl intrazelluläre Proteine kurzlebiger sind, können diese reaktiven Zucker eine wichtige Rolle in der Zellpathologie in vivo spielen. Fruktose führt zu Proteinverbindungen mit Fluoreszenz, und die Bindungsrate ist 10fach höher im Vergleich zu Glukose. Dieser Prozeß kann eine pathogenetisch entscheidende Rolle im Gewebe mit hohen Konzentrationen der Polyoldehydrokinase, wie Linse und peripheres Nervengewebe spielen [45, 46].

Fortgeschrittene Glykierung und Proteinablagerung

Ein Charkteristikum der diabetesbedingten Veränderungen in den Gefäßen ist der Verlust der normalen Elastizität durch eine Zunahme der Kollagen-Kollagen-Querverbindungen in der Basalmembran. Von Glukose abgeleitete Querverbindungen scheinen bei der Entwicklung dieser Veränderung sehr entscheidend zu sein. In einer Untersuchung wurde Kollagen aus Sehnen und Haut gereinigt, in vitro glykiert und dann durch Zyanogen-Bromid gespalten und die Peptidbruchstücke analysiert. Als Ergebnis der exzessiven Bildung von Kreuzverbindungen war das glykierte Kollagen nur in geringem Maße spaltbar. Die Bildung von Querverbindungen trat hierbei über die gesamte Länge des Kollagenmoleküls auf, im Gegensatz zu den Querverbindungen, die normalerweise durch das Enzym Lysyl-Oxidase produziert werden, die nur an spezifischen Stellen am amino- und carboxyterminalen Ende des Moleküls auftreten. Eine ähnliche, verminderte Spaltbarkeit auch durch Proteasen wurde für Kollagen, nachdem es in vivo glykiert worden war, gefunden. Von Glukose abgeleitete Querverbindungen spielen möglicherweise bei der Verdickung der Basalmembranen, die bei Diabetikern auftreten, eine Rolle [47, 48].

Die Struktur der diabetesbedingten Gefäßveränderungen ist auch charakterisiert durch frühe und progressiv zunehmende Ablagerungen von ganz unterschiedlichen Plasmaproteinen. Dieses, so wird angenommen, spielt eine Rolle für das beschleunigte Auftreten der Arteriosklerose. Veränderungen, sowohl in der Plättchenaggregation als auch im Lipoproteinstoffwechsel treten beim Diabetes auf und mögen zusätzlich zu diesem Prozeß beitragen. Es gibt Hinweise, daß die fortgeschrittene Glykierung der kardinale Schritt bei der Initiierung der Arteriogenese ist. In vitro glykiertes Kollagen bindet LDL (low density lipoprotein) kovalent. Wie die Abb. 4 zeigt, nimmt die kovalente Bindung proportional zum Ausmaß der fortgeschrittenen Glykierung zu [49].

Andere Plasmaproteine wie Albumin und Immunoglobuline binden ebenfalls kovalent an glykiertem Kollagen. Albumin und Antialbumin-Immunglobulin, in vitro an Kollagen gebunden, erhielten ihre Fähigkeit Antigen-Antikörperkomplexe zu bilden, wenn die entsprechenden freien Antigene oder Antikörper zugefügt wurden [50]. Diese Beobachtungen erklären den Mechanismus der linearen Ablagerung von Immunglobulinen und Albuminen, die man mit Hilfe von Immunofluoreszenz in der diabetischen Basalmembran nachweisen kann [51]. Wenn diese kurzlebigen Proteine an der Basalmembran gebunden sind, können weitere fortgeschritten glykierte Produkte an diesen Proteinen entstehen. Dadurch entstehen weitere reaktive Stellen für die kovalente Bindung anderer Proteine. Immunoglobuline, die über diesen Mechanismus gebunden sind, könnten eine Komplementaktivierung und darauf folgend komplementmediierte Zerstörungen auslösen. In Glomerula kommt es zu einer reichlichen Ablagerung von Poly-C9 [52].

Gefäßverschluß und Matrixerneuerung

Kollagen und Basalmembranen mit ihren sehr langlebigen Makromolekülen werden kontinuierlich partiell degradiert und erneuert, und dieses in einer sehr langsamen

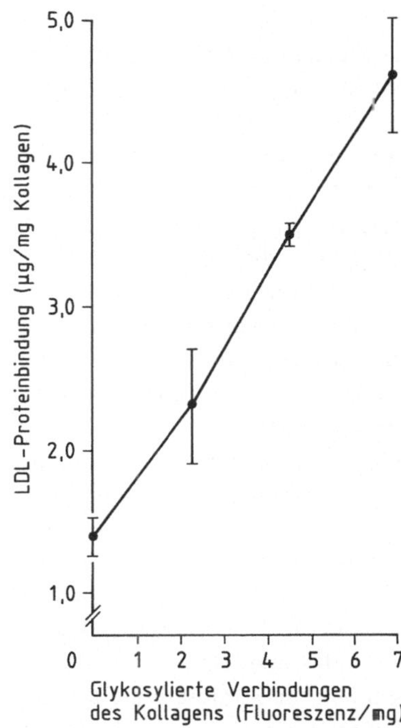

Abb. 4. Kovalente Bindung von radioaktiv markierter LDL an immobilisiertem Kollagen. Die Menge des gebundenen LDL-Proteins nimmt proportional zur Glykierung des Kollagens zu

Geschwindigkeit während des gesamten Erwachsenenlebens [53]. Der von Monozyten abgeleitete Makrophage spielt eine wichtige Rolle im Stoffwechsel der Bindegewebe. Die Makrophagen räumen veränderte Makromoleküle ab und initiieren Schritte, die zur Gewebeerneuerung führen. Im Fall der Arteriosklerose wird die Effektivität der LDL-Beseitigung und Degradierung als wesentlicher Faktor betrachtet, der Einfluß hat auf die Geschwindigkeit, mit der arteriosklerotische Plaques entstehen [54, 55].

Mehrere abbauende Prozesse werden durch hochaffine Rezeptoren ausgelöst, die in der Lage sind, veränderte Lipoproteine und Immunkomplexe spezifisch zu binden und aufzunehmen. Vor kurzem wurde ein spezifischer Rezeptor für durch fortgeschrittene Glykierung veränderte Proteine nachgewiesen [56]. Die Bedeutung des Makrophagenrezeptors bei der Beseitigung von AGE fiel zuerst in Studien der diabetischen Neuropathie auf. Es wurde bemerkt, daß Myelin von Diabetikern rascher von Makrophagen aufgenommen wurde. Dieser Prozeß konnte nachvollzogen werden, wenn Myeling in vitro glykiert wurde [57]. Bindungsstudien, in denen beides, synthetische AGEs und eine Reihe von AGE-modifizierten Proteinen benutzt wurden, zeigten, daß die Aufnahme durch einen spezifischen AGE-Ligandenrezeptor vermittelt wurde. Die Scatchard-Analyse zeigt, daß der Rezeptor eine Affinität (K_a) von $1{,}75 \times 10^7$ M^{-1} hat und daß ca. 15000 Rezeptoren pro Zelle zur Verfügung stehen [56]. Dieser Rezeptor unterscheidet sich von anderen „Scavenger"-Rezeptoren (für z. B. Acetyl-LDL u. a.) und vom Manose-Fucose-Rezeptor [58]. Mit Hilfe der Affinitätsmarkierung wurde der AGE-Rezeptor an der Mäusemonozytenlinie RAW 264.7 untersucht und zeigte zumindest eine Untereinheit mit einem Molekulargewicht von 90 kD [59]. Der Makrophage kann also AGE-Liganden, die sich in vivo bilden, erkennen und deren Aufnahme und Degradation bewerkstelligen. Die Nettoakkumulation von AGE-Proteinen in vivo ist das Ergebnis aus der Bilanz zwischen durch Glukose beschleunigte Akkumulation und durch Makrophagen mediierten Abbau. Die relative Effektivität, mit der die Makrophagen den Abbau bewältigen, mag durch metabolische und genetischen Faktoren beeinflußt sein.

Die rezeptorbedingte Aufnahme von AGE-Proteinen löst eine Sequenz von zytokinin-mediierten Prozessen aus, die die Gewebeerneuerung begünstigen. Beide, Mäusemakrophagen und menschliche Monozyten, setzen nach Bindung von AGE-Proteinen den Tumornekrosefaktor (TNF) und Interleukin 1 (IL1) frei [60]. Diese Zytokinine ziehen weitere Zellen an und initiieren die anderen Prozesse, die an der Homöostase der Gefäßwand beteiligt sind. Freigesetzte Monokine stimulieren an den mesenchymalen Zellen die Freisetzung von Kollagenase und andere Proteasen, die das Matrixprotein und die Proteoglykane auflösen können [62]. Gleichzeitig begünstigen diese Zytokinine die Synthese von neuem Kollagen durch Fibroblasten. In der Gefäßwand wird das Wachstum von Fibroblasten, glatten Muskelzellen und Endothelzellen durch Interleukin 1 verstärkt [63, 64]. Der Tumornekrosefaktor kann thrombosebegünstigende Effekte an den Gefäßendothelzellen auslösen. Dieses schließt die Stimulation einer gewebefaktorähnlichen prokoagulativen Aktivität, die Unterdrückung der antikoagulativen Protein-C-Stoffwechselwege und die Synthese von Plasminogen-Aktivator-Hemmstoffen ein [65]. Die Effekte von TNF würden dann die Freisetzung von PDGF (platelet derived growth factor) aus aggregierten Thrombozyten und aus Endothelzellen begünstigen [66]. Dieses würde weiter die zelluläre Proliferation und die Matrixproduktion stimulieren. Ausgeprägte AGE-Proteinablagerungen führen mit zu Veränderungen bei der Gewebeerneuerung und tragen zur verstärkten Verdickung der Basalmembranen und zur Atherogenese, also den Charakteristika der diabetischen Gefäßwände, bei.

Endothelzellfunktion und Gefäßpermeabilität

Zusätzlich zu den Makrophagen sind die Endothelzellen in der Lage, fortgeschrittene Glykierungsprodukte in einer ligandspezifischen Art zu binden. In Experimenten mit kultivierten bovinen Endothelzellen war AGE-modifiziertes Albumin in der Lage, den antikoagulativen Kofaktor Thrombomodulin zu vermindern und die Synthese und Zelloberflächenexpression von dem prokoagulativen Gewebsfaktor zu verstärken. Wichtige Einsichten in die frühen Gefäßveränderungen des Diabetes verdanken wir der Beobachtung, daß AGE-Proteinbindung die Endothelzellpermeabilität verstärkt. Die Permeabilität wurde mit der Passage des innerten Makromoleküls Inulin durch die Zellschicht gemessen [67]. So sind die frühesten beobachteten Veränderungen bei diabetischen Gefäßerkrankungen, nämlich verstärkte vaskuläre Permeabilität, zumindest z. T. als zelluläre Antwort der Endothelzellen auf fortgeschrittene Glykierungsendprodukte zu sehen. Abb. 5 faßt die Mechanismen, durch

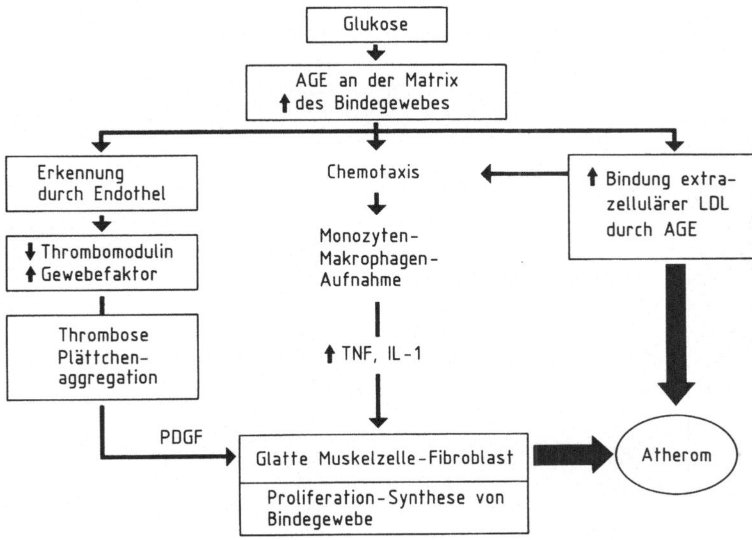

Abb. 5. Darstellung der unterschiedlichen Mechanismen, durch die fortgeschrittene Glykierung zur diabetischen Vaskulopathie beiträgt. *AGE* advanced glycosylation endproducts, *IL-1* Interleukin 1, *LDL* low density lipoprotein, *PDGF* platelet-derived growth factor, *TNF* tumor necrosis factor

die die fortgeschrittene Glykierung zur Vaskulopathie des Diabetes beitragen kann, zusammen.

Fortgeschrittene Glykierung und Funktion der Nukleinsäuren

In Untersuchungen mit Modell-Nukleinsäuren konnte gezeigt werden, daß reduzierende Zucker wie Glukose mit den Aminogruppen der DNA in einer Art analog zur nichtenzymatischen Glykosylierung der Proteine interagieren kann [68]. Diese Veränderungen ergeben DNA-Strangbrüche und einen Verlust der Template-Funktion in viralen Systemen. Interessanterweise führt Lysin mit einer zeitlichen Verzögerung dazu, daß die glukosemediierte DNA-Schädigung fast 20fach beschleunigt wird (Abb. 6). Es wird angenommen, daß Lysin-Glukose-Produkte zuerst gebildet werden und damit reaktive Intermediate entstehen, die hochgradig reaktiv gegenüber Glukose sind [68, 69]. Die Struktur dieses speziellen AGE-Intermediates ist unbekannt, kann aber verantwortlich sein für die erhöhte Menge der Protein-DNA-Verbindung, die bei gealterten Zellen beobachtet wird [70]. Glukose ist auch in geringem Grade mutagen. Glukose produziert große Insertionen und Deletionen in der DNA. In bakteriellen Systemen ist Glukose in der Lage, die Transposition von mobilen Insertionen herbeizuführen [71, 72]. Diese Studien müssen noch ausgedehnt werden auf höhere Säugetierzellen. Die Reaktion zwischen Glukose und DNA kann aber verantwortlich sein für die erhöhte DNA-Bruchrate, die man in Endothelzellen findet, nachdem sie bei hohen Glukosekonzentrationen kultiviert wurden [73]. Die mögliche glukoseinduzierte Genotoxizität ist noch nicht vollständig untersucht. Die Rolle, die

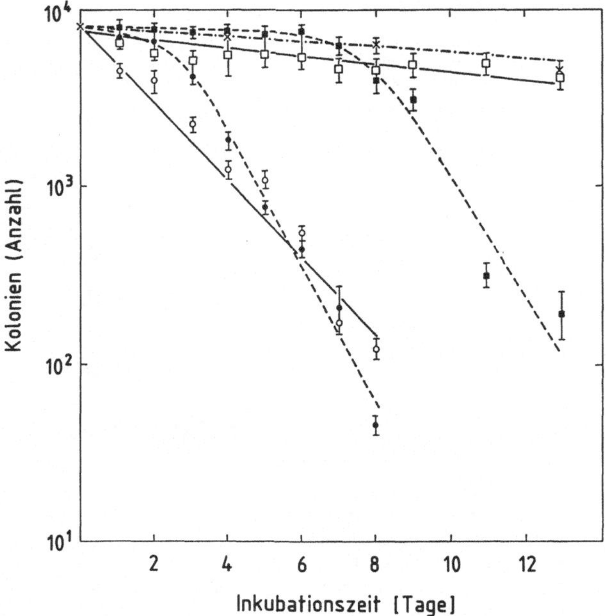

Abb. 6. Inaktivierung von viraler DNA (f1) durch 25 mmol Glukose-6-Phosphat (o), 25 mmol Glukose (□), 25 mmol Glukose-6-Phosphat + 5 mmol Boc-Lysin (■). x = DNA nur mit Boc-Lysin inkubiert

sie jedoch spielen mag bei der Veränderung der DNA in insulinunabhängigen Zellen wie Retina, Niere und Endothelzellen, kann sehr bedeutend sein.

Pharmakologische Beeinflussung der fortgeschrittenen Glykierung

Die Bildung der Amadoriprodukte hat eine wichtige Schlüsselfunktion in der Chemie der Glykierung, da das Fortschreiten zu fluoreszierenden durch Querverbindungen entstehende Strukturen die kovalente Bindung weiterer Glukose- oder Proteingruppe erfordert. Eine mögliche Strategie, um den Glykierungsprozeß zu unterbrechen, kann es nur geben, wenn es gelingt, in den Prozeß einzugreifen, bevor es zur Querverbindung gekommen ist. Aminoguanidin, ein kleines hydrazinähnliches Molekül, kann mit Amadoriprodukten reagieren und darüber eine weitere Reaktion mit anderen Protein-Aminogruppen unterbinden (Abb. 7). Aminoguanidin verhindert nicht den initialen Schritt der Glykierung, statt dessen verhindert es die weitere Dehydrierung und Umlagerung, die zur Proteinquerverbindung führt [49]. Diabetische Ratten, die mit Aminoguanidin behandelt wurden, hatten signifikant weniger Kollagenquerverbindungen in der Gefäßwand. Ähnlich war die kovalente Bindung von Lipoproteinen vermindert. In wiederum anderen Studien konnte durch Aminoguanidin eine verminderte Proteinablagerung in der Basalmembran der Glomerula gefunden werden. Diese Arbeiten legen den Schluß nahe, daß Aminoguanidin die

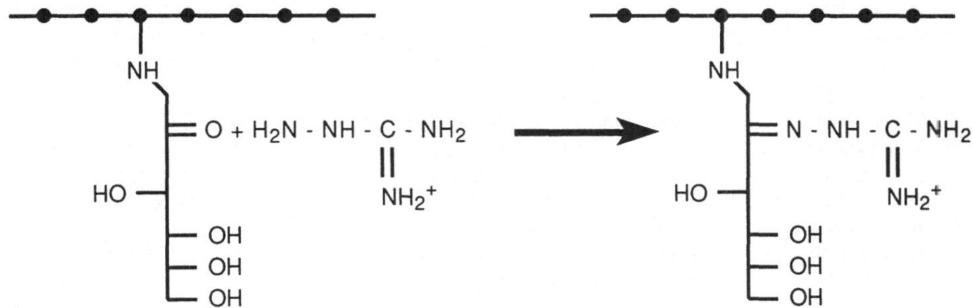

Abb. 7. Vorgeschlagenes Reaktionsschema zwischen Aminoguanidin und Amadori-Produkten, wodurch die fortgeschrittene Glykierung zu Protein-Protein-Querverbindungen verhindert wird

glukoseinduzierten Querverbindungen, die beim experimentellen Diabetes auftreten, wesentlich vermindern kann [49, 74].

Die mögliche Bedeutung von Aminoguanidin hinsichtlich Prävention/Therapie diabetischer Komplikationen ist bedeutend. Zusätzlich wird der experimentelle Einsatz von Aminoguanidin weitere Einsichten in den Beitrag liefern, den die fortgeschrittenen Glykierungen bei der Entwicklung von diabetischen Gefäßerkrankungen liefert.

Zusammenfassung

Die nichtenzymatische Bindung von Glukose an Proteine ist ein universeller Prozeß innerhalb der biologischen Systeme. Zeitabhängig führt dieser Prozeß zur Bildung von fortgeschrittenen Glykosylierungsendprodukten (advanced glycosylation endproducts = AGE). Sie sind farbgebend und führen durch starke Querverbindungen zu veränderten strukturellen und funktionellen Eigenschaften der Körperproteine. Diese Übersichtsarbeit diskutiert aktuelle Untersuchungen, die gezeigt haben, daß nichtenzymatische Glykosylierung sowohl für die Auslösung als auch für den Verlauf der beschleunigten Gefäßveränderungen beim Diabetes mellitus eine entscheidende Rolle spielt.

Danksagung. Richard Bucala ist ein Brookdale National Fellow in Medicine. Diese Untersuchungen wurden unterstützt durch NIH Grant No. AG06493, Juvenile Diabetes Foundation Grant No. 186369, und durch einen Brookdale Foundation Ramapo Trust Grant.

Literatur

1. Keen H, Jarret J (eds) (1982) Complications of diabetes. Arnold, London, pp 1–331
2. Bresnick GH (1980) Diabetic retinopathy. In: Peyman GA, Sanders DR, Goldberg MF (eds) Principles and practice of Ophthalmology. Saunders, Philadelphia, pp 1237–1241

3. Kohner EM, McLeod D, Marshall J (1982) Diabetic eye disease. In: Keen H, Jarrett J (eds) Complications of diabetes, 2nd edn. Arnold, London, pp 19–108
4. Ashton N (1983) Pathogenesis of diabetic retinopathy. In: Little HL, Jack RL, Patz A, Forsham PH (eds) Diabetic retinopathy. Thieme-Stratton, New York, pp 85–106
5. Mogensen CE (1982) Diabetes mellitus and the kidney. Kidney Intern 21: 673–756
6. Morgensen CE, Steffes MW, Deckert T, Christiansen JS (1981) Functional and morphological renal manifestations in diabetes mellitus. Diabetologia 21: 89–93
7. Mauer SM, Steffes MW, Goetz FC, Sutherland DE, Brown DM (1983) Diabetic nephropathy: A perspective. Diabetes 32 (Suppl 2): 52–55
8. Wallow IHL, Engerman RL (1977) Permeability and patency of retinal blood vessels in experimental diabetes. Invest Ophthalmol Visual Sci 16: 447–451
9. Cuntha-Vaz JG (1983) Studies on the pathophysiology of diabetic retinopathy: The blood retinal barrier in diabetes. Diabetes 32 (Suppl 2): 20–27
10. Mathensen ER, Oxenboll B, Johansen K (1984) Incipient nephropathy in Type I insulindependent diabetes. Diabetologia 26: 406–410
11. Parving HH, Viberti GC, Keen H, Christiansen JS, Lassen NA (1983) Hemodynamic factors in the genesis of diabetic microangiopathy. Metabolism 32: 943–949
12. Viberti GC (1983) Increasd capillary permeability in diabetes mellitus and its relationship to microvascular angiopathy. Am J Med 75 (Suppl): 81–84
13. Mauer SM, Michael AF, Fish AJ, Brown DM (1972) Spontaneous immunoglobulin and complement deposition in glomeruli of diabetic rats. Lab Invest 27: 488–494
14. Mauer SM, Steffes MW, Azar S, Sandberg SK, Brown DM (1978) The effect of Goldblatt hypertension on the development of glomerular lesions of diabetes mellitus in the rat. Diabetes 27: 738–744
15. Gottschalk A (1972) Interaction between reducing sugars and amino acids under neutral and acid conditions. In: Gottschalk A (ed) The glycoproteins. Elsevier-Amsterdam pp. 141–157
16. Harding JJ (1985) Nonenzymatic covalent protein modification. Adv Prot Chem 37: 247–334
17. Allen DW, Schroeder WA, Balog J (1958) Observations on the chromatographic heterogeneity of normal adult and fetal hemoglobin: A study of the effects of crystallization and chromatography on the heterogeneity and isoleucine content J. Am Chem Soc 80: 1628–1634
18. Koenig RJ, Cerami A (1975) Synthesis of hemoglobin A_{1c} in normal and diabetic mice: Potential model of basement membrane thickening. Proc Natl Acad Sci USA 72: 3687–3691
19. Bookchin RM, Gallop PM (1968) Structure of hemoglobin A_{1c}: Nature of the N-terminal beta chain blocking group. Biochem Biophys Res commun 32: 86–93
20. Dixon HBF (1972) A reaction of glucose with peptides. Biochem J 129: 203–208
21. Bunn HF, Haney DN, Gabbay KH, Gallop PM (1975) Further identification of the nature and linkage of the carbohydrate in hemoglobin A_{1c}. Biochem Biophys Res Commun 67: 103–109
22. Koenig RJ, Blobstein SH, Cerami A (1977) Structure of carbohydrate of hemoglobin A_{1c}. J Biol Chem 252: 2992–2997
23. Brownlee M, Vlassara H, Cerami A (1987) The pathogenic role of non-enzymatic glycosylation in diabetic complications. In: Crabbe MJC (ed) Diabetic complications: Scientific and clinical aspects. Churchill Livingstone, New York pp 94–139
24. Baynes JW, Thorpe SR, Murhashaw MW (1984) Nonenzymatic glycosylation of lysin residues in albumin. In: Wold F, Moldave K (eds) Methods in enzymology: Posttranslational modifications. Academic Press, New York, pp 88–98
25. Koenig RJ, Peterson CM, Jones RL, Saudek C, Lehrman M, Cerami A (1976) Correlation of glucose regulation and hemoglobin A_{1c} in diabetes mellitus. N Engl J Med 295: 417–420
26. Winterhalter KH (1981) Determination of glycosylated hemoglobins. In: Antonini E, Rossi-Bernardi L, Chiancone E (eds) Methods of enzymology, Vol. 76 Academic Press, New York, pp 732–739
27. Yue DK, Mc Lennan S, Turtle JR (1983) Non-enzymatic tissue glycosylation of tissue protein in diabetes in the rat. Diabetologia 24: 377–381
28. Vogt BW, Schleicher ED, Wieland OH (1982) Epsilon-amino-lysine-bound glucose in human tissues obtained at autopsy: Increase in diabetes mellitus. Diabetes 31: 1123–1127
29. Reynolds TM (1965) Chemistry of nonenzymatic browning II. Adv Food Res 14: 167–283
30. Brownlee M, Vlassarra H, Cerami A (1984) Nonenzymatic glycosylation and the pathogenesis of diabetic complications. Ann Intern Med 101: 527–537

31. Maillard LC (1912) Action des acides amines sur les sucres; formation des melanoidines par voie methodique. C R Acad Sci 154: 66–68
32. Monnier VM, Cerami A (1981) Nonenzymatic browning in vivo: Possible process for aging of long-lived proteins. Science 211: 491–493
33. Monnier VM, Kohn RR, Cerami A (1984) Accelerated age-related browning of human collagen in diabetes mellitus. Proc Natl Acad Sci USA 81: 583–587
34. Pongor S, Ulrich PC, Bencsath FA, Cerami A: Aging of proteins: isolation and identification of a fluorescent chromophore from the reaction of polypeptides with glucose. Proc Natl Acad Sci USA 81: 2684–2688
35. Njoroge FG, Fernandes AA, Monnier VM (1988) Mechanism of formation of the putative advanced glycosylation end product and protein crosslink 2-(2-furoyl)-4(5)-(2-furanyl)-1 H-imidazole. J Biol Chem 263: 10646–10652
36. Chang JCF, Bucala R, Ulrich PC, Cerami A (1985) Detection of an advanced glycosylation product bound to protein in situ. J Biol Chem 260: 7970–7974
37. Farmar J, Ulrich P, Cerami A (1988) Novel pyrroles from sulfite-inhibited Maillard reactions: Insight into the Mechanism of Inhibition. J Org Chem 53: 2346–2349
38. Kato H, Fumitaka H, Shin DB, Oimomi M, Baba S (1989) 3-Deoxyglucosone, an intermediate product of the Maillard reaction. In: Baynes JW, Monnier VM (eds) The Maillard reaction in aging, diabetes, and nutrition. Alan R Liss, New York, pp. 69–84
39. Njoroge FG, Sayre LM, Monnier VM (1987) Detection of D-glucose derived pyrrole compounds during Maillard reaction under physiological conditions. Carbohydrate Res 167: 211–220
40. Hayase F, Nagaraj RH, Miyata S, Njoroge FG, Monnier VM (1989) Aging of proteins: Immunological detection of glucose-derived pyrrole formed during Maillard reaction in vivo. J Biol Chem 264: 3758–3764
41. Ahmed MU, Thorpe SR, Baynes JW (1986) Identification of carboxymethyllysine as a degradation product of fructosyllysine in glycated protein. J Biol Chem 261: 4889–4894
42. Stevens VJ, Vlassara H, Abati A, Cerami A (1977) Nonenzymatic glycosylation of hemoglobin. J Biol Chem 252: 2998–3002
43. Bunn HF, Higgins PJ (1981) Reaction of monosaccharides with proteins: Possible evolutionary significance. Science 213: 222–224
44. Schwimmer S, Olcott HS, (1953) Reaction between glycine and hexose phosphates. J Am Chem Soc 75: 4855–4856
45. McPherson JD, Shilton BH, Walton DJ (1988) role of fructose in glycation and cross-linking of proteins. Biochemistry 27: 1901–1907
46. Suarez G, Rajaram R, Oronsky AL, Gawinowicz MA (1989) Nonenzymatic glycation of bovine serum albumin by fructose (fructation). Comparison with the Maillard reaction initiated by glucose. J Biol Chem 264: 3674–3679
47. Kent MJC, Light ND, Bailey AJ (1985) Evidence for glucose-mediated covalent cross-linking of collagen after glycosylation in vitro. Biochem J 225: 745–752
48. Brownlee M, Vlassara H, Kooney T, Ulrich P, Cerami A (1986) Aminoguanidine prevents diabetes-induced arterial wall protein crosslinking. Science 232: 1629–1632
49. Brownlee M, Vlassara H, Cerami A (1985) Nonenzymatic glycosylation products on collagen covalently trap low-density lipoprotein. Diabetes 34: 938–941
50. Brownlee M, Pongor S, Cerami A (1983) Covalent attachment of soluble proteins by nonenzymatically glycosylated collagen; role in the in situ formation of immune complexes J Exp Med 158: 1739–1744
51. Miller K, Michael AF (1976) Immunopathology of renal extracellular membranes in diabetes: Specificity of tubular basement-membrane immunofluorescence. Diabetes 25: 701–708
52. Falk RJ, Dalmasso AP, Kim Y, Tsai CH, Scheinman JI, Gewurz H, Michael AF (1983) Neoantigen of the polymerized ninth component of complement: Characterization of a monoclonal antibody and immunohistochemical localization in renal disease. J Clin Invest 72: 560–573
53. Pinnell SP (1978) Disorders of collagen. In: Stanbury JB, Wyngaarden JB, Fredrickson DS (eds) The metabolic basis of inherited disease. McGraw-Hill, New York, pp 1366
54. Brown MS Goldstein JL (1983) Lipoprotein metabolism in the macrophage: Implications for cholesterol deposition in atherosclerosis. Ann Rev Biochem 52: 223–261
55. Steinberg D (1983) Lipoproteins and atherosclerosis – a look back and a look ahead. Atherosclerosis 3: 283–301

56. Vlassara H, Brownlee M, Cerami A (1985) High-affinity receptor-mediated uptake and degradation of glucose-modified proteins: A potential mechanism for the removal of senescent macromolecules. Proc Natl Acad Sci USA 82: 5588–5592
57. Vlassara H, Brownlee M, Cerami A (1985) Recognition and uptake of human diabetic peripheral nerve myelin by macrophages. Diabetes 34: 553–557
58. Vlassara H, Brownlee M, Cerami A (1986) Novel macrophage receptor for glucose-modified proteins is dinstinct from previously described scavenger receptors. J Exp Med 164: 1301–1309
59. Radoff S, Vlassara H, Cerami A (1988) Characterization of a solubilized cell surface binding protein on macrophages specific for proteins modified nonenzymatically by advanced glycosylation endproducts. Arch Biochem Biophys 263: 418–423
60. Vlassara H, Brownlee M, Manogue K, Dinarello C, Cerami A (1988) Cachectin/TNF and IL-1 induced by glucose-modified proteins: Role in normal tissue remodeling. Science 240: 1546–1548
61. Dinarello C (1988) Biology of Interleukin 1. FASEB J 2: 108–115
62. Hansch GM, Torbohm I, Kempis J, Rother K (1988) Modulation of collagen synthesis in glomerular epithelial cells by interleukin 1 and supernatants of mesangial cells. Kidney Int 33: 317A
63. Lovett DH, Ryan JL, Sterzel RB (1983) Stimulation of rat mesangial proliferation by macrophage interleukin 1. J Immunol 136: 3700–3705
64. Libby P, Warner SJC, Friedman GB (1988) Interleukin 1: A mitogen for human vascular smooth muscle cells that induces the release of inhibitory prostanoids. J Clin Invest 81: 487–498
65. Nawroth PP, Handley DA, Esmon CT, Stern DM (1986) Interleukin 1 induces endothelial cell pro-coagulant while suppressing cell-surface anticoagulant activity. Proc Natl Acad Sci USA 83: 3460–3464
66. Le J, Vilcek J (1987) Tumor necrosis factor and interleukin 1: Cytokines with multiple overlapping activties. Lab Invest 56: 234–248
67. Esposito C, Gerlach H, Brett J, Stern D, Vlassara H (1990) Endothelial receptor-mediated binding of glucose-modified albumin is associated with increased monolayer permeability and modulation of cell surface coagulant properties. J Exp Med (in press)
68. Bucala R, Model P, Cerami A (1984) Modification of DNA by reducing sugars: A possible mechanism for nucleic acid aging and age-related dysfunction in gene expression. Proc Natl Acad Sci USA 81: 105–109
69. Lee AT, Cerami A (1987) The formation of reactive intermediate(s) of glucose-6-phosphate and lysine capable of rapidly reacting with DNA. Mutat Res 179: 151–158
70. Bojanovic JJ, Jevtovic AD, Pantic VS, Dugandzic SM, Javonovic DS (1970) Thymus nucleoproteins: Thymus histones in young and adult rats. Gerontologia 16: 304–312
71. Bucala R, Model P, Russel M, Cerami A (1985) Modification of DNA by glucose-6-phosphate induces DNA rearrangements in an E. coli plasmid. Proc Natl Acad Sci USA 82: 8439–8442
72. Lee AT, Cerami A (1987) Elevated glucose-6-phosphate levels are associated with plasmid mutations in vivo. Proc Natl Acad Sci USA 84: 8311–8314
73. Lorenzi M, Montisano DF, Toledo S (1986) High glucose and DNA damage in endothelial cells. J Clin Invest 77: 322–325
74. Brownlee M, Vlassara H, Cerami A (1987) Aminoguanidine prevents hyperglycemia-induced defect in binding of heparin by matrix molecules. Diabetes 36: 85A

Metabolische Kontrolle und Entwicklung von Spätkomplikationen bei Patienten mit Diabetes mellitus Typ I: Die Steno-Erfahrungen

B. Feldt-Rasmussen, E. R. Mathiesen, T. Jensen, T. Lauritzen und T. Deckert

Gibt es eine Beziehung zwischen mikrovaskulären Komplikationen des Diabetes und der Qualität der Stoffwechseleinstellung? Diese Frage ist immer noch Gegenstand der Diskussion [1, 2]. Im folgenden wird dieses Problem auf der Grundlage einer Übersicht der rasch anwachsenden Zahl von Publikationen in diesem Bereich diskutiert.

Das Konzept, daß die metabolischen Störungen für die Entwicklung der diabetischen Mikroangiopathie notwendig sind, stützt sich auf Untersuchungen an Muskel- und Nierenbiopsien von eineiigen Zwillingen mit Diskordanz für Diabetes mellitus Typ I [3]. Das Konzept wurde weiter unterstützt durch die Beobachtung einer sich zurückentwickelnden Glomerulopathie in der Niere eines diabetischen Spenders nach Transplantation bei einem nichtdiabetischen Empfänger [4]. Auch die Entwicklung der Mikroangiopathie in normalen Nieren, die Diabetikern transplantiert wurden, war abhängig von der Qualität der Stoffwechseleinstellung in den ersten Jahren nach Transplantation [5, 6].

Langzeituntersuchungen, in denen das Fortschreiten der Retinopathie und der manifesten Nephropathie in Beziehung zum Mittelwert der laufenden Messungen des glykosylierten Hämoglobins über mehrere Jahre verfolgt wurde, haben deutlich gezeigt, daß eine Beziehung zwischen schlechter Stoffwechselkontrolle und rascher Entwicklung von diabtischen Spätkomplikationen besteht [7, 10]. Ist es möglich, dieses Fortschreiten durch Verbesserung der Stoffwechselkontrolle zu verhindern? Dieses konnte erst genauer getestet werden nach Einführung der Blutglukose-Selbstkontrolle, der HbA1c-Messungen und der besseren Behandlung mit Insulinpumpen und intensivierter Insulintherapie. 1988 lagen mindestens 70 prospektive Studien vor, die meisten von ihnen unkontrolliert, die Insulinpumpen einsetzten und vor kurzem in Übersichtsarbeiten zusammengefaßt wurden [11, 14]. Es erscheint möglich, daß unter Insulinpumpentherapie fast normale Werte für Blutglukose und freie Fettsäuren über lange Zeit sicher erreicht werden können. Dieses Behandlungsprinzip ist der konventionellen Insulintherapie überlegen, aber nur wenig günstiger als eine ICT (intensified insulin treatment) [12, 13, 15].

Die Schlüsselfrage – kann die nahe normale Stoffwechseleinstellung die Entwicklung und das Fortschreiten der diabetischen Mikro- und Makroangiopathie verhindern – kann nur beantwortet werden, wenn die Studiendauer ausreichend lang ist, um die Entwicklung und das Fortschreiten der fraglichen Veränderungen in der Kontrollgruppe zu erlauben. Nur 11 prospektive randomisierte Studien mit Insulinpumpentherapie sind über ein Jahr oder länger gelaufen [16–26]. Zur Zeit ist gesichert, daß periphere und autonome Neuropathie reversibel sind und daß ihr Fortschreiten durch langfristige verbesserte Stoffwechselkontrolle verhindert werden kann [23–25]. Bisher ist der Effekt auf die diabetische Retinopathie auf der Basis von harten Endpunkten wie Proliferationen, Glaskörperblutungen und Visusverschlechterung, noch nicht untersucht. Es ist jedoch gut belegt, daß die Entwicklung und das Fortschreiten von frühen morphologischen Veränderungen (Mikroaneurysmen und Mikroblutungen) nach initialer Verschlechterung mit Entwicklung von sog. „cotton wool spots" in der Retina zum Stillstand gebracht werden kann [13, 25, 27, 28]. In späteren Stadien der Retinopathie ist der Einfluß der verbesserten Stoffwechselkontrolle eher gering [23].

Harte Endpunkte der diabetischen Nephropathie wären Nierenversagen oder klinisch signifikante Verminderung der Nierenfunktion (glomeruläre Filtrationsrate). Die meisten Untersuchungen bezogen sich jedoch auf die Albuminausscheidung im Urin, die bei unkompliziertem Diabetes nach rascher Normalisierung der Stoffwechseleinstellung eine Tendenz zur Abnahme zeigt [29, 30]. Die langfristige Stoffwechselkontrolle hat in der Kroc-Studie einen ähnlichen Effekt gehabt [31]. In der Oslo-Studie nahm die Albuminausscheidung im Urin nach 3–4 Jahren Insulinpumpentherapie signifikant ab [12]. Andere Untersucher konnten diesen Effekt nicht beobachten [16, –19, 21, 27, 32].

Die Steno-Studien

Die erste Steno-Studie am Steno Memorial Krankenhaus in Dänemark schloß 8 diabetische Patienten mit einer Albuminurie über 70 μg/min (100 mg/24 h) ein. Über eine Periode von 2 Jahren zeigte sich bei 5 Patienten in der Kontrollgruppe, die eine Insulintherapie mit zwei Spritzen täglich erhielten ein Fortschreiten zur klinisch manifesten Proteinurie (Albuminurie > 300 mg/24 h) im Vergleich zu nur einem Patienten in der Insulinpumpengruppe (der Unterschied war nicht signifikant) [33].

Auf der Grundlage dieser Beobachtung wurde eine neue randomisierte prospektive Studie mit 36 Patienten mit Typ-I-Diabetes und nachgewiesener Mikroalbuminurie in mindestens zwei von drei 24-h-Urinen begonnen. Die Patienten wurden in zwei Gruppen randomisiert mit entweder konventioneller Insulintherapie oder Insulinpumpentherapie [32]. Nach einem Jahr mit signifikant verbesserter Stoffwechseleinstellung in der Insulinpumpengruppe wurde keine Veränderung innerhalb der Gruppen und kein Unterschied zwischen den Gruppen gefunden [32]. Nach zwei Jahren ergab sich ein signifikanter Anstieg von Blutdruck, Albumin-Clearance und Albuminausscheidung im Urin in der Gruppe mit der konventionellen Insulintherapie, während sich unveränderte Werte in der Insulinpumpengruppe fanden [16]. Zusätzlich entwickelten 5 Patienten aus der Gruppe mit konventioneller Insulintherapie eine klinisch manifeste Nephropathie (Albuminurie > 300 mg/24 h), während in der anderen Gruppe dieses bei keinem Patienten auftrat (p < 0,05).

Nach 2 Jahren wurde die strenge Zuordnung der Patienten entsprechend der Randomisierung aufgegeben, aber die Patienten wurden weiter im Steno Memorial Hospital untersucht. Zur Zeit ist die Fünf-Jahres-Nachuntersuchung abgeschlossen. Die Stoffwechselkontrolle erscheint in der Insulinpumpengruppe immer noch besser zu sein, die Differenz ist aber weniger deutlich als während der ersten 2 Jahre in der randomisierten Untersuchung (HbA1c nach 5 Jahren 8,3 ± 1,3 vs 9,0 ± 2,0, Mittelwert ± SD). Die vorläufige Analyse der Daten hat gezeigt, daß neben den 5 Patienten, die unter der konventionellen Insulintherapie bereits nach 2 Jahren eine manifeste diabetische Nephropathie entwickelt hatten [16], ein Patient einen apoplektischen Insult erlitten hat und zwei Patienten an kardiovaskulären Erkrankungen verstorben sind (apoplektischer Insult und Lungenembolie). In der Insulinpumpengruppe manifestierte sich nach 5 Jahren bei 2 Patienten eine diabetische Nephropathie, bei keinem der Patienten trat ein kardiovaskuläres Ereignis auf.

Zusätzlich zur Nachuntersuchung der Patienten aus der Steno-Studie II haben wir kürzlich die Patienten 8 Jahre nach Eintritt in die erste Steno-Studie nachuntersucht. Eine Metaanalyse wurde an 51 Typ-I-Diabetikern durchgeführt, die bei Eintritt in die beiden Steno-Studien, die 1980 bzw. 1983 begonnen wurden, eine persistierende Mikroalbuminurie zwischen 30–300 mg/24 h aufwiesen [16, 23]. Von diesen waren 25 in die Insulinpumpengruppe randomisiert worden und 26 in die Gruppe mit konventioneller Insulintherapie. In den letzten 3 Jahren vor dieser Nachuntersuchung hatte sich die Stoffwechseleinstellung bei allen Patienten im Vergleich zum initialen HbA1c-Spiegel verbessert. Dieses kann dadurch erklärt werden, daß einige Patienten ihr Therapieregimen geändert haben, nachdem die Randomisierung 2–3 Jahre nach Beginn der Studie aufgegeben worden war. Trotzdem gibt es noch signifikante Unterschiede zwischen jenen, die ursprünglich in die Insulinpumpengruppe randomisiert wurden, verglichen mit jenen, die ursprünglich in die Gruppe konventionelle Insulintherapie kamen, insbesondere dann, wenn man die Patienten analysiert, die bei Beginn die höchsten Spiegel der Albuminausscheidung im Urin mit Werten oberhalb von 100 mg/24 h aufwiesen. Neun der Patienten aus der Insulinpumpengruppe und zehn in der anderen Gruppe erfüllten dieses Kriterium. Zwei der neun Patienten entwickelten eine Nephropathie verglichen zu zehn von zehn, die in der Gruppe konventionelle Insulintherapie (p < 0,001) betroffen waren. Für die Gesamtgruppe war die glomeruläre Filtrationsrate in der letzten Gruppe reduziert, aber nicht signifikant in der Insulinpumpengruppe.

Zusammenfassend gibt es durch diese Studien Hinweise, daß die Entwicklung der Mikro- und Makroangiopathie durch langfristige verbesserte Stoffwechselkontrolle verzögert oder aufgehalten werden kann. Unglücklicherweise erbrachte die Nachuntersuchung ein sehr ernstes Problem bezüglich des langfristigen Einsatzes von Insulinpumpen: Ein Patient aus der Steno-Studie I und zwei Patienten aus der Steno-Studie II starben wahrscheinlich durch Ketoazidosen, begünstigt durch akute Infektion. Trotz sehr sorgfältiger und wiederholter Aufklärungen, besonders bezüglich solcher Situationen, wurde die Entwicklung der Ketoazidosen von den Patienten und ihren Familienangehörigen nicht adäquat wahrgenommen. Ein Patient verstarb durch Herzstillstand in der Notaufnahme eines Hospitals. Die anderen beiden Patienten wurden tot in ihren Betten gefunden. Einer dieser beiden Patienten hatte die Insulinpumpe absichtlich diskonnektiert und auf dem Tisch nahe seines Bettes ordentlich abgelegt. In den anderen beiden Fällen waren die Pumpen noch angeschlossen und auch intakt. Es ist schon länger bekannt, daß die Insulinpumpentherapie mit einem erhöhten Risiko der Ketoazidose behaftet ist [11–15, 34, 35]. Dessen ungeachtet wird jedoch diese Behandlung als sicher betrachtet und war nicht mit einer erhöhten

Sterblichkeit bei den 1982 in den USA mit Insulinpumpen behandelten 3500 Patienten behaftet [36]. Unsere Erfahrung unterstreicht die Notwendigkeit, sicherere Methoden zur Verbesserung der Stoffwechselkontrolle zu entwickeln, nicht zuletzt, weil die oben dargestellten Ergebnisse unseres Erachtens erwiesen haben, daß ohne Zweifel die Qualität der Stoffwechseleinstellung für die Entwicklung von diabetischen Spätkomplikationen bedeutend ist.

Literatur

1. Editorial 1988 Are continuing studies of metabolic control and microvascular compliations in insulin-dependet diabetes mellitus justified? N Engl J Med 318: 246–250
2. Mogensen CE 1988 Management of diabetic renal involvement and disease. Lancet I: 867–870
3. Steffes MW, Sutherland DER, Goetz FC, Rich SS, Mauer M (1985) Studies of kidney and muscle biopsy specimens from identical twins discordant for type 1 diabetes mellitus. N Engl J Med 312: 1282–1287
4. Abouna GM, Kremer GD, Daddah SK, Al-Adnani MS, Kumar SA, Kusma G (1983) Reversal of diabetic nephropathy in human cadaveric kidneys after transplantation into non-diabetic recipients. Lancet II: 1274–1276
5. Mauer SM, Barbosa J, Vernier RL et al. (1976) Development of diabetic vascular sesions in normal kidney transplanted into patients with diabetes mellitus. N Engl J Med 295: 916–920
6. Bohman SO, Tydén G, Wilczek H et al. (1985) Prevention of kidney graft, diabetic nephropathy by pancreas transplantation in man. Diabetes 34: 306–308
7. Doft BH, Kingsley LA, Orchard TJ, Kuller L, Drasch A, Becker D (1984) The association between long-term diabetic control and early retinopathy. Ophthalmology 91: 763–769
8. Weber B, Burger W, Hartmann R, Howener R, Howener G, Malchuo R, Oberdisse U (1986) Risk factors for the development of retinopathy in children and adolscenets with type 1 diabetes mellitus. Diabetologia 29: 23–29
9. Nørgaard K, Storm B, Graae M, Feldt-Rasmussen B (1989) Elevated albumin excretion and retinal changes in children with type 1 diabetes are related to long-term poor metabolic control. Diabet Med 6: 325–328
10. Mathiesen E, Ronn B, Jensen T, Storm B, Deckert T (1990) The relationship between blood pressure and urinary albumin excretion in the development of microalbuminuria. Diabetes (in press)
11. Lauritzen R (1985) Pharmacokinetic and clinical aspects of intensified subcutaneous insulin therapy. Dan Med Bull 32 (Suppl 2): 104–118
12. Hanssen KF, Dahl-Jørgensen K, Lauritzen T, Feldt-Rasmussen B, Brinchmann-Hansen O, Deckert T (1986) Diabetic control and microvascular complications: The near-normoglycaemic experience. Diabetologia 29: 677–684
13. Dahl-Jørgensen K (1987) Near-normoglycemia and late diabetic complications. The Oslo Study. Acta Endocrinol 115 (Suppl 284): 1–36
14. Helve E (11987) Continuous subcutaneous insulin infusion therapy in type 1 diabetes. Medical Faculty of the University of Helsinki, Finland, pp 1–89
15. Schiffrin A, Belmonte MM (1982) Comparison between continuous subcutaneous insulin infusion and multiple injections of insulin. Diabetes 31: 255–264
16. Feldt-Rasmussen B, Mathiesen ER, Deckert T (1986) Effect of two years of strict metabolic control on progression of incipient nephropathy in insulin-dependent diabetes. Lancet II: 1300–1304
17. Bech-Nielsen H, Richelsen B, Mogensen CE, Olsen T, Ehlers N, Nielsen CB, Charles P (1985) Effect of insulin pump treatment for 1 year on renal function and retinal morphology in patients with IDDM. Diabetes Care 8: 585–589
18. Wiseman M, Saunders AJ, Keen H, Viberti GC (1985) Effect of blood glucose control on increased glomerular filtration rate and kidney size in insulin-dependent diabetes. N Engl J Med 312: 617–621

19. Bending JJ, Viberti GC, Watkins PJ, Keen H (1986) Intermittent clinical proteinuria and renal function in diabetes: Evolution and the effect of glycaemic control. Br Med J 292: 83–86

20. Raskin P, Pietri AO, Unger R, Shannon WA (1983) The effec of diabetic control in the width of sceletal-muscle capillary basement membrane in patients with type 1 diabetes mellitus N Engl J med 309: 1546–1550

21. Viberti GC, Bilous RW, Mackintosh D, Bending JJ, Keen H (1983) Long-term correction of hyperglycemia and progression of renal failure in insulin-dependent diabetes. Br Med J 286: 598–602

22. Davies AG, Price DA, Houlton CA, Burn JL, Fielding BA, Poslethwaite RJ (1984) Continuous subcutaneous insulin infusion in diabetes mellitus. Arch Dis Child 59:1027–1033

23. Lauritzen T, Frost-Larsen K, Larsen HW, Deckert T, Steno Study Group (1985) Two years' experience with continuous subcutaneous insulin infusion in relation to retinopathy and neuropathy. Diabetes 34 (Suppl3): 74–79

24. Friberg TR, Rosenstock J, Sanborn G, Vaghefi A, Raskin P (1985) The effect of long-term near normal glycemic control on mild diabetic retinopathy. Ophthalmology 92: 1051–1058

25. Dahl-Jørgensen K, Brinchmann-Hansen O, Hanssen KF et al (1986). Effect of near-normo glycemia for two years on progression of early diabetic retinopathy, nephropathy and neuropathy: The Oslo Study. Br Med J 293: 2295–1199

26. Reichard P, Rosenqvist U (1989) Nephropathy is delayed by intensified insulin treatment in patients with insulin-dependent diabetes mellitus and retinopathy. J Int Med 226: 81–87

27. Lauritzen T, Frost Larsen K, Larsen HW, Deckert T, Steno Study Group (1983) Effect of 1 year of near normal blood glucose levels on retinopathy in insulin-dependent diabetics. Lancet I: 200–204

28. Dahl-Jørgensen K, Brinchmann-Hansen, Hanssen KF, Sandvik L, Aagenaes Ø (1985) Rapid tightening of blood glucose control leads to transient deterioration of retinopathy in insulin-dependent diabetes mellitus: The Oslo Study. Br Med J 290: 811–815

29. Viberti GC, Pickup JC, Jarrett J, Keen H (1979) Effect of control of blood glucose on urinary excretion of albumin and β_2–microglobulin in insulin-dependent diabetes. N Engl J Med 300: 638–641

30. Parving H-H, Noer I, Deckert T et al. (1976) The effect of metabolic regulation on microvascular permeability to small and large molecules in short-term juvenile diabetics. Diabetologia 12: 161–166

31. The Kroc Collaborative Study Group (1984) Blood glucose control and the evolution of diabetic retinopathy and albuminuria. N Engl J Med 311: 365–372

32. Feldt-Rasmussen B, Mathiesen ER, Hegedus L, Deckert T (1986) Kidney Function during 12 months of strict metabolic control in insulin-dependent diabetic patients with incipient nephropathy. N Engl J Med 314: 665–670

33. Deckert T, Lauritzen T, Parving H-H, Sandahl Christiansen J, Steno Study Group (1984) Effect of two years of strict metabolic control on kidney function in long-term insulin-dependent diabetics. Diabetic Nephropathy 3: 6–10

34. Mecklenburg RS, Benson EA, Benson JW et al. (1984) Acute complications associated with insulin infusion pump therapy. JAMA 252: 3265–3269

35. Mecklenburg RS, Benson EA, Benson JW et al. (1985) Long-term metabolic control with insulin pump therapy. Report of experience with 127 patients. N Engl J Med 313: 465–468

36. Teutsch SM, Herman WH, Dwyer DM, Lane M (1984) Mortality among diabetic patients using continuous subcutaneous insulin-infusion pumps. N Engl J Med 310: 361–368

Indikation zur antihypertensiven Therapie beim Diabetes mellitus Typ I

T. Deckert, K. Norgaard, A. Kofoed-Enevoldsen und B. Feldt-Rasmussen

Arterieller Bluthochdruck ist ein besonders wichtiges Problem beim Diabetes mellitus, nicht nur weil Bluthochdruck bei diesen Patienten häufiger ist als bei der Vergleichsbevölkerung und nicht nur, weil die antihypertensive Therapie bei einigen Diabetikern mit speziellen pharmakologischen Problemen verbunden ist, sondern vor allem, weil Bluthochdruck einen verhängnisvollen Einfluß auf den Verlauf von Mikro- und Makroangiopathie bei zumindest einer Subgruppe der diabetischen Patienten hat. Wer sind diese Patienten und sollte eine antihypertensive Therapie früher und bei niedrigeren Blutdruckwerten begonnen werden als sonst üblich?

Arterieller Hochdruck wird entsprechend den Kriterien der WHO diagnostiziert, wenn der systolische Blutdruck mit 160 oder mehr und/oder der diastolische Blutdruck mit 95 mmHg oder mehr mehrfach innerhalb weniger Monate gemessen oder der Patient mit antihypertensiven Medikamenten behandelt wird. Entsprechend diesen Kriterien findet man hypertone Blutdruckwerte bei 4,4 % einer dänischen Population von Männern und Frauen zwischen 16 und 60 Jahren. In einer repräsentativen Gruppe von Typ-I-Diabetikern mit gleicher Alters- und Geschlechtsverteilung jedoch ist die Prävalenz des arteriellen Hochdrucks 3–4fach häufiger (Kirsten Norgaard, eingereicht zur Publikation). Dieses ist die Folge des Auftretens von diabetischer Nephropathie, die häufig mit Hochdruck assoziiert ist. Die Häufigkeit der essentiellen Hypertonie beim Typ-I-Diabetes, d. h. Hypertonie bei Patienten mit normaler Albuminausscheidung im Urin, unterscheidet sich nicht von der Normalbevölkerung. Bei den Patienten mit Typ-I-Diabetes finden wir also zwei Hauptgruppen von Hypertonie: Hypertonie assoziiert mit Nephropathie und essentielle Hypertonie. Die Frage ist, ob der Einfluß dieser beiden Hypertonieformen auf Mikro- und Makroangiopathie unterschiedlich ist und ob daher die Indikation für eine antihypertensive Therapie innerhalb dieser beiden Hypertonieformen beim Diabetes mellitus Typ I unterschiedlich gestellt werden muß.

Es gibt keinen Zweifel mehr über die Bedeutung der arteriellen Hypertonie auf den Verlauf der diabetischen Angiopathie. Zahlreiche Studien haben gezeigt, daß Patienten mit Hypertonie sehr viel häufiger eine Retinopathie aufweisen als Patienten ohne Hochdruck [1]. Es konnte auch gezeigt werden, daß das kumulative Risiko für koronare Herzkrankheit bei Diabetikern mit Hochdruck sehr viel höher ist als bei Patienten ohne Hochdruck [2] und ebenso das Risiko für kardiovaskuläre Todesursachen [3]. Da aber die meisten dieser Patienten mit Bluthochdruck auch eine Nephropathie haben, ist die Frage offen, ob Bluthochdruck per se oder nur in Kombination mit Nephropathie gefährdend ist.

Entsprechend den Untersuchungen von Dr. Kirsten Norgaard aus unserer Gruppe haben Patienten mit Diabetes mellitus Typ I und essentieller Hypertonie gleich häufig Retinopathie oder höhere Serum-Kreatininwerte wie eine Gruppe normotensiver Typ-I-Diabetiker mit gleicher Alters- und Geschlechtsverteilung, ähnlicher Diabetesdauer und mit normaler Urin-Albuminausscheidung. Vergleicht man jedoch diabetische Patienten mit essentieller Hypertonie mit Diabetikern mit klinisch manifester Nephropathie mit gleichem Alter, gleicher Diabetesdauer und ähnlichen Blutdruckwerten, so findet man eine hochsignifikant erhöhte Häufigkeit von schwerer Retinopathie bei diesen Patienten mit Nephropathie (Kirsten Norgaard, unveröffentlichte Ergebnisse). Es scheint, daß Hypertonie per se nur wenig Bedeutung hat, daß aber Nephropathie alleine oder Nephropathie in Kombination mit Hypertonie einen verhängnisvollen Einfluß auf den Verlauf der Mikroangiopathie hat.

Aber ist es wirklich so, daß Hypertonie per se wirklich keinen Einfluß hat? Wurde nicht kürzlich gezeigt, daß Diabetiker mit einer genetischen Disposition zur Hypertonie, sobald ihre Blutdruckwerte ansteigen, eine diabetische Nephropathie entwikkeln [4]? Bei Diabetikern sind die afferenten Arteriolen der Glomeruli stärker dilatiert, verglichen zu glomerulären Arteriolen bei nichtdiabetischen Patienten. Daher haben Diabetiker einen erhöhten glomerulären Filtrationsdruck und glomerulären Fluß, verglichen zu Nichtdiabetikern, und diese Veränderungen führen zur Dickenzunahme der glomerulären Basalmembran und zur Ausdehnung des Mesangiums [5]. Die Hypothese besagt nun, daß bei Diabetikern mit einer genetischen Disposition für essentielle Hypertonie der intraglomeruläre Druck weiter ansteigen wird, sobald der systemische Blutdruck steigt, da dieser leicht bis in die Glomeruli übertragen wird. Durch den weiter angestiegenen glomerulären Filtrationsdruck und glomerulären Fluß wird die Mikrostruktur in den glomerulären Basalmembranen gestört, und es resultiert eine Albuminurie. Der erhöhte Plasmafluß durch das Mesangium führt zu seiner weiteren Ausdehnung, die schließlich dann die glomeruläre Filtrationsrate vermindern wird. Diese Hypothese hat unsere Gruppe zusammen mit einer Gruppe vom Hvidore-Hospital in Klampenborg untersucht. Zuerst gingen wir der Frage der genetischen Disposition für essentielle Hypertonie nach. Dazu haben wir den Blutdruck bei Eltern von Patienten mit und ohne Nephropathie untersucht. Wir fanden keinen Unterschied zwischen diesen beiden Gruppen [6]. Wir haben auch einen genetischen Marker der essentiellen Hypertonie bei diesen Eltern untersucht, nämlich den Natrium-Lithium-Gegentransport in Erythrozyten. Auch hier fanden wir keine Unterschiede zwischen den beiden Gruppen [6]. Somit ergaben unsere Untersuchungen, daß sich bei Patienten mit diabetischer Nephropathie keine besondere genetische Disposition für essentielle Hypertonie nachweisen ließ.

Im weiteren fanden wir, daß Blutdruckerhöhungen Folge einer Nephropathie sind. Dies wurde klar gezeigt in einer prospektiven Untersuchung von Elisabeth R. Mathiesen aus unserer Gruppe [7]. Sie beobachtete 200 Patienten mit Typ-I-Diabetes und normaler Albuminausscheidung im Urin für 5 Jahre. 15 von diesen Patienten entwickelten eine persistierende Mikroalbuminurie, einen frühen Marker der diabetischen Nephropathie. Bei diesen 15 Patienten war jedoch der Blutdruck zu Beginn der Studie nicht signifikant unterschiedlich und stieg erst an, nach der Entwicklung der persistierenden Mikroalbuminurie. Auch eine Querschnittsuntersuchung zeigte, daß der Blutdruck nicht signifikant erhöht war, bis die Mikroalbuminurie eine Größe von 100 mg/24 h erreichte [8]. Schließlich wurden, wie bereits bemerkt, Diabetiker mit essentieller Hypertonie beobachtet, die über lange Jahre keine Nephropathie entwickelten. Bei 51 Patienten, die Kirsten Norgaard aus unserer Gruppe untersucht hat, dauerte die essentielle Hypertonie über mehr als 6 Jahre an. Dennoch waren Kreatinin- und Albuminausscheidung im Urin immer noch absolut normal. Von daher ist arterielle Hypertonie per se weder der große Verstärker der Retinopathie noch die Ursache der diabetischen Nephropathie. Daher glauben wir, daß bei Patienten mit Diabetes mellitus Typ I und normaler Albuminausscheidung im Urin eine antihypertensive Therapie bei den gleichen Blutdruckwerten begonnen werden sollte wie bei Nichtdiabetikern, nämlich dann, wenn er 160 systolisch bzw. 95 mmHg diastolisch erreicht hat.

Bei Patienten mit Nephropathie hingegen sind jedoch geringe Blutdruckerhöhungen bereits gefährlich, hier dann nicht nur für die Nieren, sondern auch für die Augen und für die großen Gefäße. So hat Dr. Allan Kofoe-Enevoldsen gezeigt, daß das Auftreten der proliferativen Retinopathie bei Patienten mit diabetischer Nephropathie – die meisten von ihnen hatten einen Hochdruck – sehr viel häufiger ist als in einer ähnlichen Gruppe von Patienten ohne Nephropathie [9]. Die relative Sterblichkeit durch kardiovaskuäre Ursachen (ohne Urämie) war 10fach höher bei Patienten mit Nephropathie als bei Patienten ohne Nephropathie [10]. Es wurde auch mehrfach gezeigt, daß der Blutdruck einen starken Einfluß auf den Anstieg der Albuminurie bei Patienten mit beginnender diabetischer Retinopathie hat [11, 12]. Ebenso wurde gezeigt, daß die antihypertensive Therapie die Geschwindigkeit, mit der die glomeruläre Filtrationsrate bei diesen Patienten abnimmt, verlangsamt [13]. Weiter konnte Dr. Elisabeth R. Mathiesen kürzlich zeigen, daß die antihypertensive Therapie bei Patienten mit Nephropathie nicht nur die Geschwindigkeit mit der die GFR abnimmt, vermindert, sondern auch das Überleben dieser Patienten signifikant verlängert [14]. Sie behandelte zwei Gruppen von Patienten von Anbeginn der klinisch manifesten Nephropathie. Beide Gruppen waren vergleichbar hinsichtlich Alter, Geschlechtsverteilung und Diabetesdauer, als die diabetische Nephropathie begann. Serum-Kreatinin war normal und die Proteinurie (0,8 g/24 h) war vergleichbar in beiden Gruppen. Eine Gruppe erhielt eine hypertensive Therapie, um den Blutdruck unterhalb von 145/95 mmHg zu halten, wohingegen die andere Gruppe eine antihypertensive Therapie erst dann erhielt, wenn der diastolische Blutdruck oberhalb von 110 mmHg lag. Von zwei Jahren an nach der Manifestation der Nephropathie war der Blutdruck zwischen beiden Gruppen signifikant unterschiedlich bis zum Ende der Beobachtungsperiode. Während die spät behandelte Gruppe eine Überlebensrate von nur 50% 8 Jahre nach Manifestation der diabetischen Nephropathie hatte, überlebten in der Gruppe mit früher antihypertensiver Therapie diesen Zeitraum 90% der Patienten.

Zusammenfassung

Arterieller Bluthochdruck bei Typ-I-Diabetikern mit normaler Albuminausscheidung im Urin ist ein Risikofaktor, der sich nicht von der Hypertonie bei Nichtdiabetikern unterscheidet. Die Indikation zur Therapie sollten daher die gleichen sein wie für Nichtdiabetiker. Bei Patienten mit persistierender Mikroalbuminurie jedoch ist die Hypertonie ein wesentlicher Risikofaktor für proliferative Retinopathie, Nephropathie und Arteriosklerose. Eine antihypertensive Therapie ist für diese Patienten besonders wichtig, und sie sollte auch bereits bei niedrigen Blutdruckwerten, auch niedrigeren als 160/95 mmHg, begonnen werden.

Literatur

1. Agardh E, Torffvit O, Agardh C-D (1989) The prevalence of retinopathy and associated medical risk factors in type I (insulin-dependent) diabetes mellitus J Int Med 226: 47–52
2. Reid DD, Brett GZ, Hamilton PJS, Jarrett RJ, Keen H, Rose G (1974) Cardiorespiratory disease and diabetes among middleaged male civil servants: A study of screening and intervention. Lancet I: 469–473
3. DuPree EA, Meyere MB (1980) Role of risk factors in complications of diabetes mellitus. Am J Epidemiol 112: 100–112
4. Viberti GC, Keen H, Wisemann MJ (1987) Raised arterial pressure in parents of proteinuric insulin dependent diabetics. Br Med J 295: 515–517
5. Berkman J, Rifkin H (1973) Unilateral nodular diabetic glomerulosclerosis (Kimmelstiel-Wilson) Report of a case. Metab Clin Exp 22: 715–722
6. Nørgaard K, Jensen JS, Mathiesen ER et al. (1989) Increased blood pressure and red cell sodium-lithium countertransport activity are not inherited in diabetic nephropathy. Diabetes 38 (Suppl 2): 15A
7. Mathiesen ER, Rønn B, Jensen T, Storm B, Deckert T (1990) The relationship between blood pressure and urinary albumin excretion in the development of microalbuminuria. Diabetes (in press)
8. Deckert T, Feldt-Rasmussen B, Borch-Johnsen K, Jensen T, Kofoed-Enevoldsen A (1989) Albuminuria reflects widespread vascular damage. The Steno hypothesis. Diabetologia 32: 216–226
9. Kofoed-Enevoldsen A, Jensen T, Borch-Johnsen K, Deckert T (1987) Incidence of retinopathy in Type 1 (insulin-dependent) diabetes: Association with clinical nephropathy. J. Diabetic Complications 3: 96–99
10. Borch-Johnsen K, Kreiner S (1987) Proteinuria – A predictor of cardiovascular mortality in insulin-dependent diabetes mellitus. Br Med J 294: 1651–1654
11. Christensen CK, Mogensen CE (1985) The course of incipient diabetic nephropathy: Studies of albumin excretion and blood pressure. Diabetic Med 2: 97–102
12. Feldt-Rasmussen B, Mathiesen ER, Deckert T (1986) Effect of two years of strict metabolic control on progression of incipient nephropathy in insulin-dependent diabetes. Lancet II: 1300–1304
13. Parving HH, Andersen AR, Smidt UM, Hommel E, Mathiesen ER, Svendsen PA (1987) Effect of antihypertensive treatment on kidney function in diabetic nephropathy. Br Med J 294: 1443–1447
14. Mathiesen ER, Borch-Johnsen K, Jensen DV, Deckert T (1990) Improved survival in patients with diabetic nephropathy. Diabetologia (in press)

Intervention zur Verminderung kardiovaskulärer Risikofaktoren bei Diabetes mellitus Typ I

T. Jensen, B. Feldt-Rasmussen, S. Stender und T. Deckert

Einführung

Die erhöhte Mortalität durch kardiovaskuläre Erkrankungen bei Patienten mit Diabetes mellitus Typ I wird zum großen Teil erklärt durch die extrem hohe Mortalität in der Subgruppe der Patienten, die eine klinisch manifeste Nephropathie entwickeln, also eine persistierende erhöhte Albuminausscheidung im Urin von oberhalb 300 mg/24 h aufweisen. In einigen Studien konnte kürzlich gezeigt werden, daß Patienten mit diabetischer Nephropathie im Vergleich zu nichtdiabetischen Patienten ein extrem erhöhtes Risiko für koronare Herzkrankheit und frühen Tod durch kardiovaskuläre Ursachen haben, während Patienten mit Diabetes, aber ohne Nephropathie, nur ein gering erhöhtes Risiko aufweisen [1, 2]. Es scheint also eine Verbindung zu geben zwischen der Entwicklung der diabetischen Nephropathie und der Arteriosklerose.

Es gilt als gesichert, daß diabetische Patienten mit Nephropathie eine ganze Reihe erworbener Risikofaktoren aufweisen, die für die Entwicklung der Arteriosklerose von Bedeutung sind. Bei Patienten mit klinisch manifester Nephropathie sind die Plasmakonzentrationen für Gesamt-Cholesterin und LDL-Cholesterin um ca. 25 % erhöht, wenn man diese Patienten mit solchen ohne Albuminurie vergleicht [3]. In weiteren Studien konnte gezeigt werden, daß bereits Patienten mit beginnender diabetischer Nephropathie (d. h. Mikro-Albuminurie – Ausscheidungen im Urin zwischen von 30–300 mg/24 h) mittelgradig veränderte Plasmakonzentrationen der genannten Lipoproteine aufweisen. Diese Daten sprechen dafür, daß die Lipoproteinveränderungen bereits frühzeitig im Verlauf der diabetischen Nephropathie auftreten [3, 4]. Blutdruck und Plasma-Fibrinogen sind oft erhöht, auch schon in frühen Stadien der diabetischen Nephropathie [3, 5]. Nach den Daten aus epidemiologischen Untersuchungen und aus Interventionsstudien wissen wir, daß die etablierten Risikofaktoren unzweifelhaft zur beschleunigten Entwicklung der Arteriosklerose bei Patienten mit Nephropathie beitragen, diese Faktoren jedoch als vollständige Erklärung nicht ausreichen.

Die Hypothese – Arteriogenese sei eine Antwort auf eine Verletzung – geht davon aus, daß die Verletzung des Endothels der initiale Schritt in der Arteriogenese ist. Eine große Zahl von Studien hat veränderte Funktionen der Endothelzellen bei Patienten mit Albuminurie beschrieben. Die Permeabilität des gesamten Gefäßbettes, gemessen als transkapilläre Verschwinderate des Albumins ist bei den Patienten mit beginnender oder klinisch manifester Nephropathie deutlich erhöht [7]. Kürzlich konnten wir zeigen, daß diese Patienten zusätzlich signifikant erhöhte Plasmaspiegel des Von-Willebrand-Faktors aufweisen [8]. Der Von-Willebrand-Faktor, notwendig für die Koagulation und Trombozytenadhäsion an die Endothelzellen, wird von diesen freigesetzt, und die erhöhten Plasmaspiegel dieses Glykoproteins werden gemeinhin als Indikator der Endothelzellschädigung angesehen. So haben die Patienten mit Albuminurie zusätzlich zu der Zahl etablierter Risikofaktoren eine universelle Störung der Endothelzellen. Wir gehen von der Hypothese aus, daß diese Patienten an einer generalisierten malignen Vaskulopathie leiden [9].

Prävention und Therapie

Unter dem Gesichtspunkt der oben dargestellten anzunehmenden pathophysiologischen Mechanismen in der Pathogenese der beschleunigten Arteriosklerose bei diabetischen Patienten wird sich dieser Abschnitt mit der Intervention gegen etablierte und hypothetische kardiovaskuläre Risikofaktoren bei Patienten mit Albuminurie beschäftigen. Antihypertensive Therapie und verbesserte Stoffwechselkontrolle werden in einem anderen Abschnitt dieses Buches diskutiert und daher hier nicht erwähnt.

Bisher hat noch keine Studie den Nachweis der Effektivität einer lipidsenkenden Behandlung bei diabetischen Patienten mit Albuminurie erbracht. Aktuelle Studien konnten jedoch zeigen, daß Medikamente, die das geschwindigkeitsbestimmende Enzym der Cholesterinsynthese (HMG-CoA-Reduktase) hemmen, die Hyperlipidämie, die bei Nichtdiabetikern mit nephrotischem Syndrom auftritt, ganz erheblich vermindern kann [10] und daß das gleiche Medikament auch sehr effektiv die Spiegel von beiden, VLDL- und LDL-Cholesterin bei Patienten mit Diabetes mellitus Typ II senken kann [11]. Mit dem deutlich werdenden Nachweis, daß Intervention der Hyperlipoproteinämie bei nichtdiabetischen Populationen zu einer Vermindung des Risikos der koronaren Herzkrankheit führt [12], sind kontrollierte Interventionsstudien bezüglich Lipidveränderungen bei Patienten mit Diabetes mellitus Typ I und Albuminurie dringend erforderlich. Bei der Planung zukünftiger Interventionsstudien bei Hyperlipoproteinämie muß in Betracht gezogen werden, daß Patienten mit Albuminurie gleichzeitig andere kardiovaskuläre Risikofaktoren aufweisen und so wahrscheinlich ein Effekt durch eine Therapie auch bereits bei nur gering ausgeprägter Hyperlipoproteinämie erreicht werden kann. Eine detaillierte Darstellung des individuellen Einsatzes von Medikamenten bei diabetischen Patienten mit Hyperlipoproteinämie liegt außerhalb der Betrachtungen dieses Kapitels, zudem gibt es zu diesem Thema einen 1987 erschienenen Übersichtsartikel [13].

Kürzlich wurde vermutet, daß der Einsatz von Fischöl, reich an Omega-3-Fettsäuren, einen Beitrag in der Prävention der Arteriosklerose und Thrombose leisten könne [14].

Als Mechanismen dieser Effekte werden eine Modifikation der Plasmalipide und -lipoproteine, eine Verminderung des Blutdruckes, die Hemmung der Plättchenaggregation und eine erhöhte Fluidität der Zellmembranen angenommen [14]. Da Diabetiker mit Albuminurie durch zahlreiche Risikofaktoren charakterisiert sind, haben wir den Effekt von Dorschleberölzusatz zur Diät dieser Patienten untersucht.

Die Hauptbefunde waren ein verminderter Blutdruck, eine geringe Verbesserung der Plasmaspiegel der Lipoproteine und eine teilweise Normalisierung der erhöhten transkapillaren Verschwinderate für Albumin durch Dorschleberölzusatz zur Diät. In Übereinstimmung mit anderen Untersuchungen konnten wir keine Veränderungen in der Blutzuckerstoffwechselkontrolle während des Zusatzes von Omega-3-Fettsäuren feststellen [15], es wurde jedoch eine Verschlechterung der Nüchtern-Blutglukosespiegel bei Patienten mit Diabetes mellitus Typ II berichtet. Obwohl die vielen diversen Effekte dieser Fettsäure noch nicht aufgeklärt sind, scheint es gerechtfertigt zu sein, in weiteren Studien die Hypothese zu testen, daß Omega-3-mehrfach-ungesättigte Fettsäuren möglicherweise effektiv in der Prävention der kardiovaskulären Krankheit bei Diabetikern mit Albuminurie sein können. Prinzipiell scheint die Intervention gegen gleichzeitig mehrere Risikofaktoren sehr vernünftig zu sein.

Die Thrombozyten spielen eine überragende Rolle in der Thrombogenese in arteriosklerotisch veränderten Arterien, und die mögliche Rolle der Blutplättchen für die frühen Stadien der Arteriosklerose wird nachdrücklich betont. Obwohl in kontrollierten klinischen Studien nachgewiesen werden konnte, daß Aspirin in der primären und sekundären Prophylaxe des aktuen Myokardinfarktes bei nichtdiabetischen Patienten effektiv ist [16] und sehr wahrscheinlich auch von Vorteil ist bei der sekundären Prävention des apoplektischen Insultes bei Patienten mit Diabetes mellitus Typ II [17], ist es noch zu früh zu sagen, ob Thrombozytenaggregationshemmer irgendeinen Platz in der Prävention und der Behandlung der diabetischen Gefäßerkrankungen hat.

Für die Zukunft werden mehr Studien erwartet, in denen es um die frühe Identifikation und die Behandlung der Patienten mit erhöhtem Risiko für eine diabetische Nephropathie geht. Durch eine weitere Verminderung der Inzidenz der diabetischen Nephropathie kann nicht nur die Zahl der Patienten, die in die terminale Niereninsuffizienz kommen, vermindert werden, sondern ebenso die Häufigkeit der kardiovaskulären Erkrankungen.

Literatur

1. Jensen T, Borch-Johnsen K, Kofoed-Enevoldsen A, Deckert T (1987) Coronary heart disease in young type 1 (insulin-dependent) diabetic patients with and without diabetic nephropaythy: Incidence and risk factors. Diabetologia 30: 144–148
2. Borch-Johnsen K, Kreiner S (1987) Proteinuria: Value as predictor of cardiovascular mortality in insulin-dependent diabetes mellitus. Br Med I 294: 1651–1654
3. Jensen T, Stender S, Deckert T (1988) Abnormalities in plasma concentrations of lipoproteins and fibrinogen in type 1 (insulin-dependent) diabetic patients with increased urinary albumin excretion. Diabetologia 31: 142–145
4. Jonses SL, Close CF, Mattock MB, Jarrett RJ, Keen H, Viberti GC (1989) Plasma lipid and coagulation factor concentrations in insulin-dependent diabetics with albuminuria. Br Med J 298: 487–490
5. Feldt-Rasmussen B, Borch-Johnsen K, Mathiesen ER. Hypertension in diabetes as related to nephropathy. Early blood pressure changes. Hypertension 7 (Suppl II): 18–20
6. Ross R (1986) The pathogenesis of atherosclerosis: An update. N Engl J Med 314: 488–500
7. Feldt-Rasmussen B (1986) Increased transcapillary escape rate of albumin in type 1 (insulin-dependent) diabetic patients with microalbuminuria. Diabetologia 29: 282–286
8. Jensen T (1989) Increased plasma level of von Willebrand factor in type 1 (insulin-dependent) diabetic patients with incipient nephropathy. Br Med J 298: 27–28

9. Deckert T, Feldt-Rasmussen B, Borch-Johnsen K, Jensen T, Kofoed-Enevoldsen A (1989) Albuminuria reflects widespread vascular damage. The Steno Hypothesis. Diabetologia 32: 219–226

10. Vega GL, Grundy SM (1988) Lovastatin therapy in nephrotic hyperlipidemia: Effects on lipoprotein metabolism. Kidney Int 33: 1160–1168

11. Garg A, Grundy SM (1988) Lovastatin for lowering cholesterol levels in non-insulin-dependent diabetes mellitus. N Engl J Med 318: 81–86

12. Lipid Research Clinics Program (1984) The Lipid Research Clinics Coronary Prevention Trial Results. I. Reduction in indidence of coronary heart disease. JAMA 251: 351–364

13. Lopez-Virella MF, Colwell JA (1987) Pharmacological treatment of lipid disorders in diabetes mellitus. Diabetes Metabol Rev 3: 691–722

14. Weiner BH, Ockene IS, Levine PH et al. (1986) Inhibition of atherosclerosis by cod liver oil in a hyperlipidemic swine model. N Engl J Med 315: 841–846

15. Jensen T, Stender S, Goldstein K, Hølmer G, Deckert T (1989) Dietary cod liver oil partly normalizes increased microvascular albumin leakage in insulin-dependent diabetic patients with albuminuria. N Engl J Med 321: 1572–1577

16. Patrono C (1986) Aspirin for prevention of coronary thrombosis: Current facts and perspectives. Eur Heart J 7: 454–459

17. Baudoin C, Bousser M-G, Hagenau M, Lefauconnier J-M, Eschwege E (1985) Secondary prevention of strokes: Role of platelet antiaggragant drugs in diabetic and non-diabetic patients. Diabetic Med 2: 145–146

Normoglykämie: Immer und realistisch?

I. MÜHLHAUSER

Normoglykämie und Schwangerschaft

Durch die Einführung der Methoden zur Blutzuckerselbstkontrolle ist es Patienten mit Typ-I-Diabetes prinzipiell möglich geworden, unter ambulanten Bedingungen die Blutzuckerwerte zu normalisieren. Erste eindrucksvolle Behandlungserfolge wurden mit schwangeren Diabetikerinnen erzielt. So zeigten Jovanovic et al. [1], daß während der gesamten Schwangerschaft mittlere Blutzuckerwerte von etwa 90 mg% ohne erhöhtes Risiko schwerer Unterzuckerungen erreichbar sind. Durch Normoglykämie während der Schwangerschaft lassen sich fetale Makrosomie und assoziierte Komplikationen vermeiden [1, 2]. Normoglykämie bereits vor der Konzeption und während der Schwangerschaft reduziert die Hyperglykämie-assoziierte Mißbildungsrate bei Kindern diabetischer Mütter [2].

Hyperglykämie und Spätkomplikationen

Nicht-Diabetiker entwickeln keine diabetischen mikroangiopathischen Organschäden. Diabetische Retinopathie und diabetische Nephropathie treten ausschließlich bei Patienten auf, die über einen bestimmten Zeitraum eine hyperglykämische Stoffwechsellage aufweisen. Dabei ist es unerheblich, ob die Ursache für die Hyperglykämie ein Typ-I (Autoimmun-)-Diabetes [3, 4], ein Typ-II-Diabetes [3], ein pankreopriver Diabetes [5] oder ein durch das Rattengift Vacor induzierter, insulinpflichtiger Diabetes ist [4]. Somit steht heute außer Zweifel, daß nicht eine, mit der Hyperglykämie assoziierte, genetische Prädisposition die spezifischen diabetischen Spätkomplikationen verursacht, sondern, daß die primäre Ursache hierfür die Hyperglykämie ist. Genetische und andere Faktoren mögen dazu beitragen, daß sich die vaskulären Komplikationen bei den einzelnen Patienten unterschiedlich rasch und schwer manifestieren. Bis jetzt ist es nicht möglich, bei Erstmanifestation des Diabetes vorherzusagen, in welchem Ausmaß der individuelle Patient durch die chronische Hyperglykämie gefährdet ist.

Primärprävention diabetischer Spätschäden

Die Lebenserwartung junger Diabetiker wird durch das Auftreten der diabetischen Nephropathie bestimmt. Nach 20 Jahren Diabetesdauer haben etwa 25%, nach 40 Jahren mehr als 40% der Patienten eine klinisch manifeste Nephropathie entwickelt [6]. Die relative Mortalität dieser Patienten ist um mehr als das 100fache erhöht [7]. Hingegen sind nach 40jähriger Diabetesdauer etwa 40% der Patienten immer noch frei von Nephropathie [6]. Eine kontinuierliche *Normalisierung* des Blutzuckers war für diese Patienten zur Vermeidung der diabetischen Nephropathie offenbar nicht erforderlich gewesen.

Eine proliferative diabetische Retinopathie mit der immanenten Gefahr der Erblindung tritt bei Typ-I-Diabetes nach 20jähriger Diabetesdauer bei etwa 20–25% [8, 9] und nach 40jähriger Diabetesdauer bei etwa 60% der Patienten auf [9]. Patienten, die eine klinisch manifeste Nephropathie entwickeln, sind gleichzeitig fast immer auch von einer Progression der Retinopathie bedroht [9]. Patienten, die keine Nephropathie entwickeln, können trotzdem erhebliche Komplikationen an anderen Organen manifestieren. In einer dänischen Studie analysierten Borch-Johnsen et al.. [10] 184 Patienten mit einer Diabetesdauer von 41–65 Jahren: 18% waren blind, 24% hatten eine proliferative Retinopathie und 10% eine Amputation im Bereich der unteren Extremitäten. In einer amerikanischen Studie untersuchten Krolewski et al. [9] eine Gruppe von 239 Typ-I-Diabetikern nach 20- bis 40jähriger Diabetesdauer. Von 62 Patienten, die eine Nephropathie entwickelt hatten, fand sich bei 81% eine proliferative Retinopathie, aber auch 25% der restlichen 177 Patienten ohne Nephropathie hatten eine proliferative Retinopathie. Vergleichbare Untersuchungen zur Neuropathie sind spärlich. Pirart [11] beobachtete in einer Gruppe von 1175 Patienten, daß Patienten mit Neuropathie in 13% gleichzeitig auch eine Nephropathie und in 40% eine Retinopathie hatten. Die Normalisierung des Blutzuckers ist somit nicht nur zur Prävention der Nephropathie und ihrer assoziierten Mortalität, sondern auch zur Vermeidung der erheblichen Invalidität und des damit verbundenen Leids durch Erblindung und Amputation indiziert. Aus diesem Grund erscheint es gerechtfertigt, eine möglichst normale Blutzuckereinstellung all jenen Patienten zu empfehlen, die aufgrund ihrer Lebenserwartung noch schwerwiegende Spätkomplikationen entwickeln könnten.

Normoglykämie bei beginnenden Spätkomplikationen

Die Einführung der Messung des glykosylierten Hämoglobins in die klinische Diabetologie vor etwa 10 Jahren hat es ermöglich, die Qualität der Langzeitstoffwechseleinstellung der Diabetiker zu dokumentieren. In den letzten Jahren sind mehrere Studien publiziert worden, die die Stoffwechseleinstellung, gemessen am glykosylierten Hämoglobin, in Abhängigkeit vom Auftreten bzw. vom Verlauf diabetischer Spätschäden untersuchten [3, 12–15]. Eine der eindrucksvollsten Studien ist die Wisconsin-Studie [3], eine prospektive Kohortenstudie mit der Bevölkerung von Wisconsin, USA. Dabei wurden 2366 Diabetiker 1980 bis 1982 erstmals untersucht und 4 Jahre später nachuntersucht. Patienten mit proliferativer Retinopathie bzw.

Blindheit wurden nicht in die Studie eingeschlossen. Die Diabeteseinstellung der Patienten war bei der Erstuntersuchung relativ schlecht. So hatten die 891 Typ-I-Diabetiker einen mittleren HbA1-Wert von 12,5 ± 2,6% (normal 6,7 ± 0,9%). Die wesentlichen Ergebnisse der Studie waren folgende: 1) Patienten mit höheren HbA1-Werten hatten im Beobachtungszeitraum von 4 Jahren eine signifikant höhere Inzidenz bzw. Progressionsrate der Retinopathie als Patienten mit niedrigeren HbA1-Werten. 2) Auch bei bereits bestehender Retinopathie zeigten Patienten mit niedrigeren HbA1-Werten eine geringere Progression der Retinopathie als Patienten mit höheren HbA1-Werten. 3) Die Beziehung zwischen HbA1-Werten und Auftreten bzw. Progression der Retinopathie zeigte sich über den gesamten Bereich der HbA1-Werte. So hatten z. B. Patienten mit einem HbA1-Wert von 13% ein 2fach höheres Risiko, eine proliferative Retinopathie zu entwickeln als Patienten mit einem HbA1-Wert von 11%, und Patienten mit einem HbA1-Wert von 11% hatten ein 2fach höheres Risiko eine proliferative Retinopathie zu entwickeln als Patienten mit einem HbA1-Wert von 9%. Aufgrund dieser Kohortenstudie ist anzunehmen, daß eine Normalisierung der Blutzuckerwerte nicht nur als Primärprävention wichtig ist, sondern tatsächlich auch die Progression einer bereits bestehenden Retinopathie verzögern kann. Ähnliche Ergebnisse wurden auch von anderen Arbeitsgruppen berichtet [12–15]. In den amerikanischen Studien waren die durchschnittlichen HbA1-Werte relativ hoch [3, 14]. Insofern ist eine Analyse von Chantelau et al.. [13] von Interesse, in der prospektiv über einen Zeitraum von mehr als 4 Jahren 32 Patienten mit CSII-Behandlung (kontinuierliche subkutane Insulinzufuhr mit der Insulinpumpe) untersucht wurden. Diese Patienten hatten mit einem durchschnittlichen HbA1c-Wert von 7,3% eine gute Diabeteseinstellung, und auch hier fand sich eine Beziehung zwischen Blutzuckereinstellung und Verlauf der Retinopathie. Patienten mit niedrigeren HbA1c-Werten hatten eine geringere Progressionsrate als Patienten mit höheren HbA1c-Werten.

In einer prospektiven, nichtrandomisierten Studie untersuchten Raskin et al. [16, 17] den Einfluß einer Verbesserung der HbA1-Werte auf die Retinopathie. Nach fast 3 Jahren zeigte die Interventionsgruppe eine signifikant geringere Progressionsrate einer beginnenden Retinopathie als eine Vergleichsgruppe ohne Verbesserung der Blutzuckerkontrolle. In dieser Studie wurde auch die Basalmembrandicke der Muskelkapillaren gemessen. In der Patientengruppe mit besserer Diabeteseinstellung zeigte sich eine Abnahme der Basalmembrandicke, hingegen blieb sie in der Kontrollgruppe unverändert. Die Basalmembrandicke korrelierte signifikant mit den HbA1-Werten. Aufgrund der vorliegenden Daten zur Beziehung zwischen Grad der Blutzuckereinstellung und Verlauf der Retinopathie besteht über die Notwendigkeit, ethische Vertretbarkeit und Durchführbarkeit randomisierter prospektiver Studien, unter den Diabetologen Uneinigkeit [18, 19].

Kontrollierte randomisierte Studien zum Einfluß einer Verbesserung der Blutzuckereinstellung auf eine beginnende bis mittelgradige diabetische Retinopathie wurden an mehreren Zentren durchgeführt [20]. In der Oslo-Studie [21–28] wurden insgesamt 45 Typ-I-Diabetiker in 3 Behandlungsgruppen randomisiert: CSII, intensivierte Insulininjektionstherapie oder konventionelle Insulininjektionstherapie. Nach den ersten 3–6 Monaten zeigte sich eine Verschlechterung des Retinopathiescores durch Auftreten von weichen Exsudaten in der intensiviert behandelten Patientengruppe, nach einem Jahr war ein Unterschied zur Kontrollgruppe jedoch nicht mehr nachweisbar [21]. Nach 2 Jahren hatten die intensiviert behandelten Patienten weniger Mikroaneurysmen und Blutungen als die Vergleichsgruppe [22]. Nach 3,5 Jahren waren die Ergebnisse zwischen den Gruppen nicht signifikant unterschiedlich [23]. Allerdings zeigten nach 3,5 Jahren jene Patienten, die anfangs eine Verschlechterung des Retinopathiescores hatten, die geringste Progressionsrate der Retinopathie [23]. Obwohl somit nicht davon ausgegangen werden kann, daß eine Verbesserung der Blutzuckereinstellung die Retinopathie verschlechtert, sollte bei sehr hohen HbA1-Werten die Normalisierung des Blutzuckers nicht zu rasch unter engmaschigen Kontrollen des Augenhintergrunds erfolgen. Das Fehlen eines statistisch signifikanten Einflusses der besseren Blutzuckereinstellung auf die Progression der Retinopathie in der Oslo-Studie kann damit erklärt werden, daß, wie auch in anderen Studien [20], die Beobachtungszeit mit 2–4 Jahren relativ kurz, die Anzahl der Patienten in den jeweiligen Gruppen klein und die Unterschiede der HbA1-Werte zwischen den Interventions- und Kontrollgruppen mit 1–2% nur gering waren. (Nichtsdestoweniger haben es die Autoren vermocht, über diese 45 Patienten bereits 8 Originalpublikationen zu produzieren [21–28].) In einer Gesamtanalyse der Daten der Oslo-Studie und der Steno-Studie [20] zeigte sich ein günstiger Einfluß niedrigerer HbA1-Werte auf die Progression der Retinopathie. Insgesamt kann aufgrund der derzeit vorliegenden Studien angenommen werden, daß eine möglichst normale Blutzuckereinstellung das Auftreten bzw. die Progression der diabetischen Retinopathie verhindern bzw. verzögern kann. Es ist fraglich, inwieweit das derzeit in den USA laufende „DCCT" (Diabetes Control and Complications Trial) eine weitere Klärung dieser Fragen bringen wird [29]. Im „DCCT" werden insgesamt etwa 1400 Typ-I-Diabetiker in 2 Gruppen randomisiert. Eine Gruppe wird intensiviert behandelt, die zweite soll weiterhin die unverändert schlechte Blutzuckereinstellung beibehalten.

Zum Einfluß der Verbesserung der Blutzuckereinstellung auf den Verlauf der diabetischen Nephropathie wurden vor allem von den dänischen und britischen Arbeitsgruppen Daten veröffentlicht [20]. Darstellung und Diskussion dieser Ergebnisse finden sich in diesem Symposiumsband (S. 15 bis S. 19). Patienten mit Mikroalbuminurie zeigen unter besserer Diabeteseinstellung eine signifikant geringere Progressionsrate zur klinisch manifesten Nephropathie als schlechter eingestellte Patienten [20, 30]. Ähnlich günstige Ergebnisse einer verbesserten Blutzuckereinstellung wurden auch für Parameter der diabetischen Neuropathie gefunden [20, 22, 31].

Normoglykämie bei fortgeschrittenen Spätkomplikationen

Die Pankreastransplantation wurde gelegentlich als Therapie einer fortgeschrittenen diabetischen Retinopathie propagiert, obwohl es unvorstellbar erscheint, daß bei derartig ausgeprägten Organschäden durch eine Normalisierung des Blutzuckers noch ein positiver Effekt erzielt werden kann. Eine kürzlich publizierte Studie aus den USA untersuchte den Verlauf der Retinopathie nach Pankreastransplantation bei nichturämischen Typ-I-Diabetikern [32]. Die Studie war nicht kontrolliert. (Kontrollierte Studien für Pankreastransplantationen liegen nicht vor. Erstaunlicherweise gelten für eingreifende und experimentelle Therapien wie eine Pankreastransplantation offenbar andere Maßstäbe als für weniger spektakuläre Interventionen.) Alle Patienten hatten bereits eine mittelschwere bis schwere Retinopathie, z. T. Amaurose. Während einer Beobachtungszeit von 2 Jahren schritt die Retinopathie sowohl bei Patienten mit erfolgreicher Transplantation und normalen HbA1-Werten als auch bei Patienten mit Abstoßung des Transplantats und hohen HbA1-Werten gleichermaßen fort. Die Ergebnisse dieser Studie sind für die Fragestellung allerdings nur begrenzt verwertbar; unter anderem deswegen, weil die Patienten mit erfolgreicher Transplantation Immunsuppressiva erhielten und möglicherweise als Folge der nephrotoxischen Wirkung dieser Medikamente [33] in einem höheren Prozentsatz eine Hypertonie aufwies als die übrigen Patienten [32].

Nur wenige Studien haben den Einfluß der Stoffwechseleinstellung auf das Fortschreiten einer klinisch manifesten Nepropathie untersucht [34–36]. Die Ergebnisse der Untersuchungen sind widersprüchlich, so daß derzeit die Bedeutung der Normoglykämie bei fortgeschrittener Nephropathie ungeklärt bleibt. In diesem Krankheitsstadium dürfte für die Prognose des Patienten die Normalisierung des Blutdrucks weitaus bedeutsamer sein als die Normalisierung des Blutzuckers [37].

Eindeutiger scheint die Situation zu sein, wenn der Diabetiker sich einer Nierentransplantation unterzogen hat. Mehrere Studien weisen darauf hin, daß eine optimale Blutzuckereinstellung bei diesen Patienten das neuerliche Auftreten der typischen diabetischen Veränderungen in der Niere verhindern bzw. verzögern kann [38–40]. Inwieweit dadurch auch die Überlebenszeit des Nierentransplantats und die Überlebenszeit des Patienten verlängert werden, kann derzeit noch nicht beurteilt werden.Insgesamt zeigen die vorliegenden Studien, daß eine kontinuierliche Normoglykämie sowohl Diabetikern mit kurzer Diabetesdauer und ohne Spätkomplikationen als auch Patienten mit bereits bestehenden gering- bis mittelgradigen Spätkomplikationen empfohlen werden sollte. Mit zunehmendem Schweregrad der diabetesspezifischen Komplikationen dürfte die Normalisierung des Blutzuckers an Bedeutung verlieren. Patienten mit Nierentransplantation sollten hingegen eine möglichst gute Blutzuckereinstellung anstreben.

Normoglykämie bei alten Patienten?

Bei vergleichbarer Diabetesdauer und Diabetesmanifestationsalter sind Typ-II-Diabetiker durch diabetische Spätkomplikationen ebenso bedroht wie Typ-I-Diabetiker [41]. Allerdings entwickeln ältere Typ-II-Diabetiker deutlich seltener als junge Diabetiker eine proliferative Retinopathie [3, 42–44]. Ältere Diabetiker sterben auch seltener als junge Patienten an einer diabetischen Niereninsuffizienz [42, 45]. In einer Studie von Fabre et al. [46] fand sich eine Mikroalbuminurie bei etwa der Hälfte der älteren Typ-II-Diabetiker bereits im 1. Jahr nach Diabetesmanifestation. Trotzdem starb nur einer von 510 Patienten an einer Niereninsuffizienz. Als Parameter zur Diagnose einer beginnenden Nephropathie ist die Mikroalbuminurie bei älteren Diabetikern somit zu unspezifisch. Eine Mikroalbuminurie ist bei diesen Patienten daher keine ausreichende Indikation, eine normoglykämische Stoffwechseleinstellung anzustreben.

Bei älteren Diabetikern ist die Normoglykämie nur dann Therapieziel, wenn bei der Lebenserwartung des einzelnen Patienten noch mit der Entwicklung einer proliferativen Retinopathie oder einer schweren Nierenfunktionsstörung durch den Diabetes zu rechnen ist. Für Patienten, die nach dem 65. bis 70. Lebensjahr den Diabetes manifestieren, ist die Normoglykämie daher kein Therapieziel mehr. Die Stoffwechseleinstellung sollte jedoch so gut sein, daß keine akuten hyperglykämiebedingten Symptome, wie Polyurie, Polydipsie, Gewichtsabnahme, Müdigkeit etc. auftreten. Allerdings kann es auch bei älteren Diabetikern mit schmerzhafter Neuropathie indiziert sein, versuchsweise eine möglichst gute Blutzuckereinstellung anzustreben [31].

Welcher Grad der Blutzuckereinstellung ist erreichbar? Wie hoch ist das Risiko schwerer Hypoglykämien?

Die frühen Studien mit schwangeren Diabetikerinnen haben gezeigt, daß eine normoglykämische Stoffwechseleinstellung ohne erhöhtes Risiko schwerer Hypoglykämien mit subkutaner Insulinsubstitution prinzipiell möglich ist [1, 2]. Voraussetzung dafür ist eine intensive Zusammenarbeit zwischen Patient und Arzt, und die Bereitschaft des Patienten, sich mehrmals täglich selbst den Blutzucker zu messen und mehrfach täglich Insulin zu spritzen, sowie Insulindosis, Nahrungsaufnahme und körperliche Aktivität miteinander abzustimmen.

Zur Vorbeugung diabetischer Spätschäden wäre eine permanente, möglichst normoglykämische Stoffwechseleinstellung anzustreben. Welchen Grad der Blutzuckerkontrolle können junge Typ-I-Diabetiker langfristig erreichen? Wie hoch ist das damit verbundene Risiko schwerer Unterzuckerungen?

Diabeteseinstellung bei frisch manifestierten Diabetikern

In den ersten Wochen nach Manifestation eines Typ-I-Diabetes ist eine normoglykämische Diabeteseinstellung relativ rasch und leicht zu erreichen. Wichtiger ist die Frage, wie lange eine optimale Blutzuckerkontrolle von den Patienten aufrechterhalten werden kann.

In Tabelle 1 findet sich eine Zusammenstellung einiger Publikationen zur Diabeteseinstellung im 1. bis 2. Jahr nach Manifestation eines Typ-I-Diabetes. Die Studie von Wilson et al. [49] und unsere eigenen Analysen [50–52] wurden mit konsekutiv zugewiesenen Patienten durchgeführt. Im Gegensatz dazu verfolgten die beiden Cyclosporinstudien [47, 48] ein experimentelles Studienprotokoll, wodurch ausgewählte Patienten untersucht wurden. Selbst unter den experimentellen Studienbedingungen lagen die mittleren HbA1c-Werte 6–12 Monate nach Diabetesmanifestation deutlich über dem oberen Normbereich (Tabelle 1). Weder in den mit Cyclosporin behandelten Patientengruppen noch in den Kontrollgruppen wurden normale HbA1c-Werte erreicht. Auch in der englischen Studie von Wilson et al. [49] lagen die mittleren HbA1-Werte ein Jahr nach Behandlungsbeginn mit Insulin deutlich

Tabelle 1. Diabeteseinstellung im 1. bis 2. Jahr nach Manifestation eines Typ-I-Diabetes

Studie	Ref.	Zahl der Patienten	Mittleres Alter (J.)	Mittlere Studiendauer (Monate)	HbA1 bzw. HbA1c (%, Mittelwert)			Inzidenz schwerer Hypoglykämien
					bei Diagnose	bei Nachuntersuchung	oberer Normalwert	
Französische Cyclosporin-Studie	[47]							
Cyclosporingruppe		63	26	6	10,4	7,2	5,8	k.A.
Plazebogruppe		59	25	6	10,4	7,5	5,8	k.A.
Kanadisch-Europäische Cyclosporin-Studie	[48]							
Cyclosporingruppe		93	21	12	10,5	7,4	k.A.	k.A.
Plazebogruppe		94	22	12	10,2	7,3	k.A.	k.A.
Wilson et al.	[49]	100	40	12	15,2	10,6	8,5	0,01
Universität Düsseldorf	[50–52]	139	24	15	9,7 (median 9,0)	7,3 (median 6,6)	5,5	0,05

k.A. bedeutet „keine Angaben"

über dem oberen Normalbereich. Das Besondere an dieser Untersuchung ist, daß sämtliche Patienten ambulant auf Insulin eingestellt wurden, wobei ein wesentlicher Teil der Schulung der Patienten durch eine Krankenschwester erfolgte, die die Patienten auch zu Hause besuchte. Alle Patienten wohnten in der Nähe des Diabeteszentrums.

Im Gegensatz dazu nehmen in der Universitätsklinik in Düsseldorf alle frischmanifestierten Typ-I-Diabetiker an einem strukturierten, stationären 5-Tages-Behandlungs- und Schulungsprogramm teil [53, 54]. Die Patienten werden laufend, im Durchschnitt nach 1–2 Jahren, nachuntersucht [50–52]. Es werden alle jene Patienten in die Studienprotokolle aufgenommen, die bei Manifestation des Diabetes jünger als 40 Jahre sind und deren Diabetes noch nicht länger als 4 Wochen bekannt ist. Seit 1980 haben wir insgesamt 139 frischmanifestierte Typ-I-Diabetiker nachuntersucht. Das mittlere Alter der Patienten beträgt 25 Jahre. In Tabelle 1 sind die HbA1c-Werte und die Inzidenz schwerer Hypoglykämien dieser Patienten zusammengefaßt. Da sich die Methoden zur Bestimmung des glykosylierten Hämoglobins während der letzten Jahre geändert haben, wurden sämtliche Werte auf die HPLC-Methode umgerechnet, die seit nunmehr fast 2 Jahren in unserem Diabeteszentrum zum Einsatz kommt („Diamat" HPLC System, Bio-Rad, Normalbereich 4,2–5,5%; die Methode ist identisch mit jener, die im „DCCT" [29] verwendet wird). Der mittlere HbA1c-Wert von 9,7% bei Diabetesmanifestation entspricht einem HbA1-Wert von 11,7% (Mikrosäulen, Boehringer Mannheim, oberer Normalbereich 8%), der mittlere HbA1c-Wert von 7,3% (median 6,6%) einem HbA1-Wert von 8,6% (median 7,8%). Auf Abb. 1 sind die Einzelwerte der letzten beiden Nachuntersuchungen [51, 52]

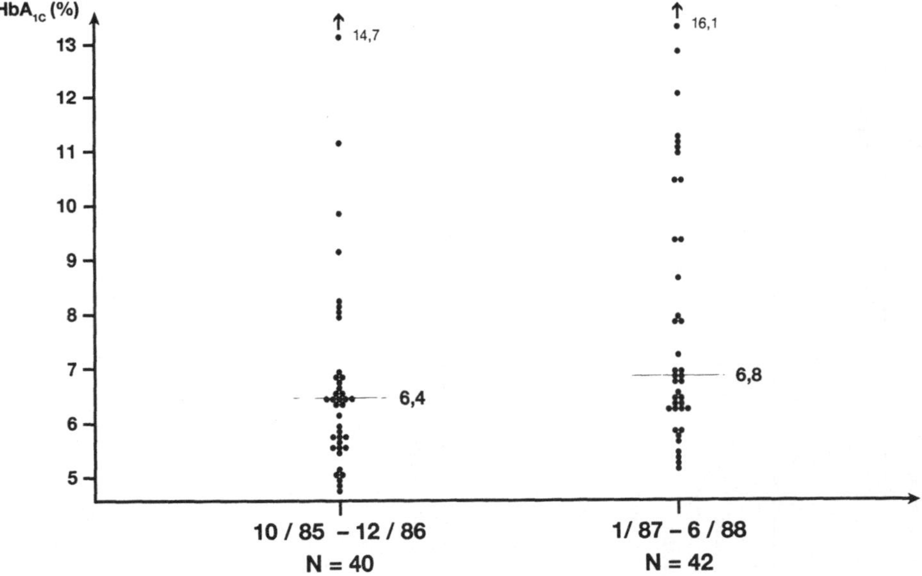

Abb. 1. HbA1c (HPLC-Methode, normal bis 5,5%) Werte 1–2 Jahre nach Diabetesmanifestation der Patienten, die zwischen Oktober 1985 und Dezember 1985 (N = 40), bzw. zwischen Januar 1987 und Juni 1988 (N = 42) in der Universität Düsseldorf, Abteilung Stoffwechsel und Ernährung, wegen eines frischmanifestierten Typ-I-Diabetes behandelt wurden

aufgetragen. Weniger als ein Drittel der Patienten hatten bei der Nachuntersuchung einen HbA1c-Wert im Normbereich, etwas mehr als zwei Drittel der Patienten lagen unter 7,0 % und haben somit noch eine relativ gute Diabeteseinstellung. Hingegen zeigten die übrigen Patienten z. T. sehr hohe HbA1c-Werte und erreichten somit nicht das gewünschte Therapieziel einer möglichst normoglykämischen Stoffwechseleinstellung.

Im Gegensatz zu der englischen Studie werden nur sehr wenige Patienten in unserer Diabetes-Ambulanz nach der stationären Erstbehandlung weiterbetreut. Fast 70 % der Patienten kommen überhaupt nicht mehr in unsere Ambulanz und etwa 20 % nur ein einziges Mal [51]. Weniger als ein Drittel der Patienten wohnt innerhalb 30 km von der Universität. Die Betreuung dieser frischmanifestierten Diabetiker nach Entlassung aus dem Krankenhaus erfolgt im wesentlichen durch die Hausärzte [51]. Aber auch eine intensivere Betreuung dieser Patienten durch ein spezialisiertes Zentrum wird allein nicht ausreichen, bei allen Patienten eine optimale Stoffwechseleinstellung zu garantieren. Häufig scheinen vor allem psychosoziale Probleme, wie z. B. Arbeitslosigkeit, eine wichtige Rolle im Zusammenhang mit dem schlechten Therapieerfolg zu spielen [52].

Daten über das Auftreten schwerer Hypoglykämien im 1. bis 2. Krankheitsjahr liegen kaum vor. In der englischen Studie betrug die Inzidenz schwerer Hypoglykämien 0,01 Fälle/Patient/Jahr (Tabelle 1) [49], in unseren eigenen Analysen betrug sie 0,05 Fälle/Patient/Jahr (Tabelle 1) [50–52].

Diabeteseinstellung bei Kindern

Eine optimale Blutzuckereinstellung wäre vor allem bei jungen Patienten im Hinblick auf die Prävention von diabetischen Spätkomplikationen von größter Wichtigkeit [12, 14]. Zahlreiche Studien haben belegt, daß sich während der Pubertät die Stoffwechselnormalisierung noch schwieriger gestaltet als bei jüngeren oder älteren Patienten [29]. Andererseits haben Kinderdiabetologinnen wie A. Schiffrin [55] gezeigt, daß auch adoleszente Diabetiker sowohl mit der subkutanen Insulinpumpe als auch mit konventioneller intensivierter Insulintherapie nahezu normale HbA1-Werte erreichen können. Auch im „DCCT" [29] wurde bei Adoleszenten durch Intensivierung der Insulintherapie eine deutliche Verbesserung der HbA1c-Werte erzielt. Eine Intensivierung der Insulinbehandlung wird auch von Adoleszenten gut akzeptiert und hat keine nachteiligen psychologischen Auswirkungen [29, 55, 56].

Bei entsprechendem Engagement scheint es auch bei Kindern, die als sog. Sozialwaisen in einem Kinderdorf leben, möglich zu sein, langfristig eine ausgezeichnete Blutzuckerkontrolle zu erreichen. Auf Abb. 2 sind die HbA1c-Verläufe von 2 Kindern aus dem Kinderdorf Pinkafeld, Österreich, abgebildet. Während einer Beobachtungszeit von einigen Jahren lagen die HbA1c-Werte nur knapp oberhalb des Normbereichs; schwere Unterzuckerungen waren nicht aufgetreten. (Die Daten wurden freundlicherweise vom behandelnden Arzt, Herrn Dr. M. Sulzer, Pinkafeld, Österreich, zur Verfügung gestellt.)

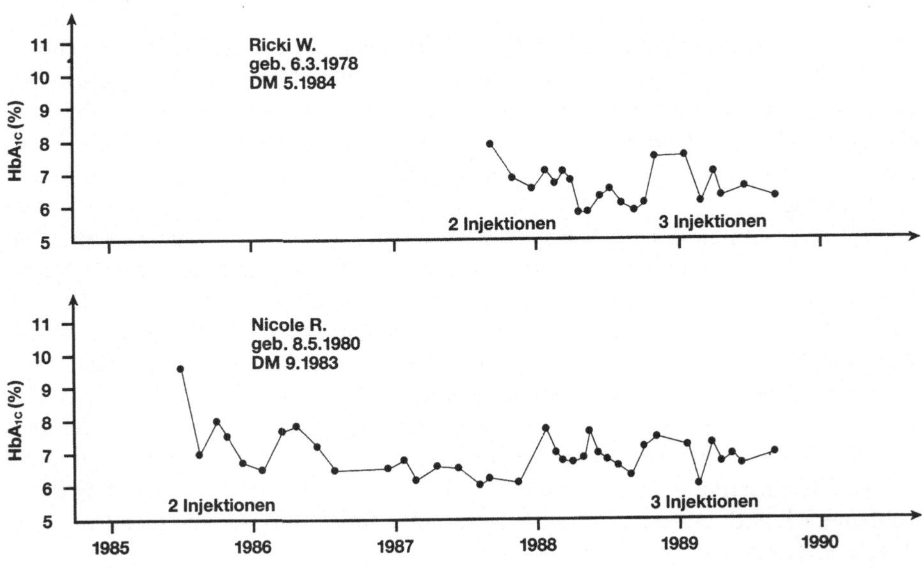

Abb. 2. Verlauf der HbA1c-Werte (normal bis 6%) bei 2 Sozialwaisenkindern mit Typ-I-Diabetes des SOS-Kinderdorfes Pinkafeld, Österreich. Die Daten wurden freundlicherweise vom behandelnden Arzt, Dr. M. Sulzer, zur Verfügung gestellt

Diabeteseinstellung bei Patienten mit langjähriger Krankheitsdauer ohne schwere Spätkomplikationen

Zur Blutzuckereinstellung und Inzidenz schwerer Hypoglykämien bei diesen Patienten wurden während der letzten Jahre zahlreiche Studien publiziert [13, 16, 17, 21–31, 53, 55–65]. In allen Studien konnte durch eine Intensivierung der Insulintherapie eine signifikante Reduzierung der HbA1- bzw. HbA1c-Werte erreicht werden. Jedoch wurde in einigen Behandlungszentren gleichzeitig eine alarmierende Zunahme schwerer Unterzuckerungen beobachtet [29, 62, 63]. In Tabelle 2 sind die Ergebnisse einiger Studien zusammengestellt. Die möglichen Ursachen für die diskrepanten Ergebnisse zwischen den einzelnen Behandlungszentren wurden wiederholt diskutiert [18, 57, 60] und werden hier nur kurz zusammengefaßt.

Vor allem im amerikanischen „DCCT", bisher wurden lediglich die Ergebnisse der Pilot-Studie publiziert [29], hatten intensiviert behandelte Diabetiker ein etwa 3fach höheres Risiko, eine schwere Hypoglykämie zu erleiden, als konventionell behandelte Patienten (Tabelle 2). Im Gegensatz dazu wurde in der Bukarest-Düsseldorf-Studie mit der Verbesserung der HbA1-Werte insgesamt keine Zunahme der schweren Hypoglykämien festgestellt [59] (Tabelle 2). Die beiden Studien sind nur begrenzt vergleichbar. In der Bukarest-Düsseldorf-Studie wurden konsekutive Patienten in die Studie aufgenommen. Patienten, die eine Anamnese schwerer Hypoglykämien hatten, wurden, im Gegensatz zum „DCCT", nicht ausgeschlossen. Da in Bukarest *alle* Patienten in einem Diabeteszentrum betreut werden, können die Diabetiker, die in die Studie aufgenommen wurden, als nichtselektioniert gelten. Im

Tabelle 2. Diabeteseinstellung unter intensivierter Insulintherapie bei Typ-I-Diabetes

Studie	Ref.	Zahl der Patienten	Mittlere Studiendauer (Monate)	HbA1 bzw. HbA1c (%, Mittelwert)			Inzidenz schwerer Hypoglykämien	
				intensivierte Behandlung	konventionelle Behandlung	oberer Normalwert	intensivierte Behandlung	konventionelle Behandlung
White et al.	[62]	22	21	k.A.	k.A.	k.A.	1,2	–
Oslo-Studie	[22]	45	24	8,7	10,2	7,6	0,27	0,43
Steno-Studie	[64]	36	24	7,2	8,6	6,3	0,12	0,12
„DCCT"	[29]	278	12	7,0	8,9	6,1	0,54 (Koma 0,34)	0,17 (Koma 0,12)
Bukarest-Düsseldorf Studie	[59]	200	24	9,8	12,8	7,6	0,15	0,09
Universität Düsseldorf	[85]	384	18	9,2	–	7,8	0,19	–
Universität Düsseldorf CSII	[65]	116	54	6,7	–	5,6	0,05	–
Berger et al.	[63]	32	6	7,0	–	k.A.	1,69 (Koma 0,61)	–

k.A. bedeutet „keine Angaben"

Gegensatz dazu wurden in das „DCCT" ausgewählte und besonders kooperative Patienten aufgenommen. Bezüglich Alter, Diabetesdauer und Restfunktion der Bauchspeicheldrüse waren die Patienten der beiden Studien vergleichbar. Die Diabeteseinstellung bei Beginn der Studien war jedoch bei den rumänischen Patienten schlechter (Tabelle 2); sie entspricht andererseits den HbA1-Werten, die in der Wisconsin-Studie gemessen wurden [3].

Die Definition der schweren Hypoglykämien war in beiden Studien identisch, im „DCCT ... coma, seizure, or treatment with glucagon or intravenous dextrose..." [29, 66], in der Bukarest-Düsseldorf-Studie „... Behandlung mit Glukagon oder intravenöser Glukose ..." [59]. In diesem Zusammenhang erscheint eine Studie von Chantelau et al.. [65] (Tabelle 2) von Interesse. In dieser Untersuchung wurden alle Typ-I-Diabetiker unserer Abteilung nachuntersucht, die sich mindestens ein Jahr lang mit der CSII-Therapie behandelt hatten. Nach einer mittleren CSII-Behandlungsdauer von 4,5 Jahren betrug der durchschnittliche HbA1c-Wert von 116 Patienten 6,7%, die Inzidenz schwerer Hypoglykämien (Definition wie oben) 0,05 Fälle/Patient/Jahr. Die Inzidenz der diabetischen Ketoazidosen betrug 0,14 Fälle/Patient/Jahr, davon mit Krankenhausbehandlung 0,06 Fälle/Patient/Jahr. Diabetes-assoziierte Todesfälle waren in dieser Gruppe von Patienten nicht aufgetreten. Im Gegensatz dazu wurde kürzlich aus Dänemark berichtet, daß im Laufe von 5–8 Jahren 3 von 24 Typ-I-Diabetikern unter einer Behandlung mit CSII an den Folgen einer diabetischen Ketoazidose verstorben waren [30].

Die Gegenüberstellung der verschiedenen Studien zur intensivierten Insulintherapie zeigt, daß eine deutliche Verbesserung der Stoffwechseleinstellung bei Typ-I-Diabetikern möglich ist. Eine vollständige Normoglykämie erreichen nur wenige Patienten. Eine der wichtigsten Ursachen für die unterschiedlich hohen Inzidenzen schwerer Hypoglykämien bei intensivierter Insulintherapie dürfte in der Qualität und Intensität der Schulung der Patienten in der Durchführung der Therapie liegen [60]. Dies gilt sowohl für die hohe Anzahl schwerer Hypoglykämien im „DCCT" [29] als auch für die Todesfälle durch diabetische Ketoazidose unter CSII-Behandlung der dänischen Arbeitsgruppe [30]

Zur Frage, wie lange die Patienten eine intensivierte Insulintherapie mit verbesserter Stoffwechseleinstellung fortsetzen, liegen nur wenige Daten vor. In der Studie von Chantelau et al.. [65] hatten die mit CSII behandelten Patienten nach 4,5 Jahren noch ausgezeichnete HbA1c-Werte. In der Bukarest-Düsseldorf-Studie [59] wurde eine verbesserte Diabeteseinstellung bis zu 2 Jahren aufrechterhalten. Für den langfristigen Erfolg der Behandlung ist die Motivation der Patienten sicher entscheidend. Auch diesbezüglich scheinen erhebliche Unterschiede zwischen den einzelnen Diabeteszentren zu bestehen. So ist eines der Hauptmotive der Typ-I-Diabetiker, eine intensivierte Insulintherapie durchzuführen, die neugewonnene Flexibilität in bezug auf Ernährung und körperliche Aktivität [67–69]. Im Gegensatz dazu werden die Patienten im „DCCT" trotz intensivierter Insulintherapie dazu angehalten, eine konventionelle Diabetesdiät mit vorgegebenen Essenszeiten und Kohlenhydratmengen einzuhalten [70].

Diabeteseinstellung bei Patienten mit fortgeschrittenen Spätschäden

Systematische Untersuchungen zur Qualität der Diabeteseinstellung, vor allem zur Häufigkeit schwerer Unterzuckerungen bei Patienten mit fortgeschrittenen Spätschäden, liegen nicht vor. In eigenen (nicht publizierten) Untersuchungen hat sich gezeigt, daß Patienten mit erhöhten Serum-Kreatininwerten 5- bis 10fach höheres Hypoglykämierisiko aufweisen als Patienten mit vergleichbarer Diabetesdauer, aber mit normalen Serum-Kreatininwerten.

Zusammenfassung

Eine normoglykämische Stoffwechseleinstellung ist vor und während einer diabetischen Schwangerschaft anzustreben. Die hohe Motivation der Frauen ermöglicht fast in allen Fällen eine optimale Blutzuckereinstellung. Bei Patienten ohne schwere Spätkomplikationen sollte das Therapieziel ebenfalls eine möglichst normoglykämische Stoffwechseleinstellung zur Vermeidung bzw. Progressionsverzögerung der spezifisch diabetischen Komplikationen sein. Durchschnittliche HbA1c-Werte von 1–2% oberhalb des oberen Normbereichs und durchschnittliche HbA1-Werte 0,5 bis 1,5% oberhalb des oberen Normbereichs können bei nichtausgewählten Diabetikern durch eine Intensivierung der Insulintherapie erreicht werden. Ein erhöhtes Risiko schwerer Unterzuckerungen kann durch Teilnahme der Patienten an strukturierten intensiven Behandlungs- und Schulungsprogrammen vermieden werden. Eine normoglykämische Stoffwechseleinstellung sollte bei Patienten mit deutlicher Nierenfunktionsstörung wegen eines hohen Hypoglykämierisikos nicht angestrebt werden.

Literatur

1. Jovanovic L, Peterson CM, Saxena BB, Dawood MY, Saudeck CD (1980) Feasibility of maintaining normal glucose profiles in insulin-dependent pregnant diabetic women. Am J Med 68: 105–112
2. Fuhrmann K, Reiher H, Semmler K, Fischer F, Fischer M, Glöckner E (1983) Prevention of congenital malformations in infants of insulin-dependent diabetic mothers. Diabetes Care 6: 219–223
3. Klein R, Klein BEK, Moss SE, Davis MD, DeMets DL (1988) Glycosylated hemoglobin predicts the incidence and progression of diabetic retinopathy. JAMA 260: 2864–2871
4. Feingold KR, Lee TH, Chung MY, Siperstein MD (1986) Muscle capillary basement membrane with in patients with vacor-induced diabetes mellitus. J Clin Invest 78: 102–107
5. Couet C, Genton P, Pointel JP et al. (1985) The prevalence of retinopathy is similar in diabetes mellitus secondary to chronic pancreatitis with or without pancreatectomy and in idiopathic diabetes mellitus. Diabetes Care 8: 323–328
6. Andersen AR, Christiansen JS, Andersen JK, Kreiner S, Deckert T (1983) Diabetic nephropathy in type 1 (insulin-dependent) diabetes: An epidemiological study. Diabetologia 25: 496–501
7. Borch-Johnsen K, Andersen PK, Deckert T (1985) The effect of proteinuria on relative mortality in type 1 (insulin-dependent) diabetes mellitus. Diabetologia 28: 590–596
8. Dwyer MS, Melton LJ, Ballard DJ, Palumbo PJ, Trautmann JC, Chu SP (1985) Incidence of diabetic retinopathy and blindness: A population-based study in Rochester, Minnesota. Diabetes Care 8: 316–322

9. Krolewski AS, Warram JH, Rand LI, Christlieb AR, Busick EJ, Kahn CR (1986) Risk of proliferative diabetic retinopathy in juvenile-onset type 1 diabetes: A 40-year follow-up study. Diabetes Care 9: 443–452

10. Borch-Johnsen K, Nissen H, Henriksen E, Kreiner S, Salling N, Deckert T, Nerup J (1987) The natural history of insulin-dependent diabetes mellitus in Denmark: 1. long-term survival with and without late diabetic complications. Diabetic Med 4: 201–210

11. Pirart J (1978) Diabetes mellitus and its degenerative complications: A prospective study of 4.400 patients observed between 1947 and 1973. Diabetes Care 1: 168–188

12. Weber B, Burger W, Hartmann R, Hövener G, Malchus R, Oberdisse U (1986) Risk factors for the development of retinopathy in children and adolescents with type 1 (insulin-dependent) diabetes mellitus. Diabetologia 29: 23–29

13. Chantelau E, Weiss H, Weber U, Sonnenberg GE, Berger M (1988) Four-year follow-up of retinal status and glycosylated haemoglobin in patients with insulin-dependent diabetes mellitus. Diabete Metabolisme 14: 259–263

14. Chase HP, Jackson WE, Hoops SL, Cockerham RS, Archer PG, O'Brien D (1989) Glucose control and the renal and retinal complications of insulin-dependent diabetes. JAMA 261: 1155–1160

15. McCance DR, Hadden DR, Atkinson AB, Archer DB, Kennedy L (1989) Long-term glycaemic control and diabetic retinopathy. Lancet II: 824–828

16. Raskin P, Pietri AO, Unger R, Shannon WA (1983) The effect of diabetic control on the width of skeletal-muscle capillary basement membrane in patients with type 1 diabetes mellitus. N Engl J Med 309: 1546–1550

17. Rosenstock J, Friberg T, Raskin P (1986) Effect of glycemic control on microvascular complications in patients with type 1 diabetes mellitus. Am J Med 81: 1012–1018

18. Mühlhauser I, Bruckner J, Howorka K (1987) Near-normoglycaemia and microvascular complications. Diabetologia 30: 47–48

19. Hanssen KF, The DCCT Research Group, Brunetti P (1988) Is there a need for a continuation of the DCCT in 1988? Diab Nutr Metab 1: 151–159

20. Hanssen KF, Dahl-Jorgensen K, Lauritzen T, Feldt-Rasmussen B, Brinchmann-Hansen O, Deckert T (1986) Diabetic control and microvascular complications: The near-normoglycaemic experience. Diabetologia 29: 677–684

21. Dahl-Jorgensen K, Brinchmann-Hansen O, Hanssen KF, Sandvik L, Aagenaes O, Aker Diabetes Group (1985) Rapid tightening of blood glucose control leads to transient deterioration of retinopathy in insulin dependent diabetes mellitus: The Oslo study. Br Med J 290: 811–815

22. Dahl-Jorgensen K, Brinchmann-Hansen O, Hanssen KF, Ganes T, Kierulf P, Smeland E, Sandvik L, Aagenaes O (1986) Effect of near normoglycaemia for two years on progression of early diabetic retinopathy, nephropathy, and neuropathy: The Oslo study. Br Med J 293: 1195–1199

23. Brinchmann-Hansen O, Dahl-Jorgensen K, Hanssen KF, Sandvik L (1988) The response of diabetic retinopathy to 41 months of multiple insulin injections, insulin pumps, and conventional insulin therapy. Arch Ophthalmol 106: 1242–1246

24. Brinchmann-Hansen O, Dahl-Jorgensen K, Hanssen KF, Sandvik L, Oslo Study Group (1985) Effects of intensified insulin treatment on various lesions of diabetic retinopathy. Am J Ophthalmol 100: 644–653

25. Brinchmann-Hanssen O, Dahl-Jorgensen K, Hanssen KF, Sandvik L (1988) Oscillatory potentials, macular recovery time, and diabetic retinopathy through 3 years of intensified insulin treatment. Ophthalmology 95: 1358–1366

26. Rosenlund EF, Haakens K, Brinchmann-Hansen O, Dahl-Jorgensen K, Hanssen KF (1988) Transient proliferative diabetic retinopathy during intensified insulin treatment. Am J Ophthalmol 105: 618–625

27. Brinchmann-Hansen O, Dahl-Jorgensen K, Hanssen KF, Sandvik L (1986) Effects of intensified insulin treatment on retinal vessels in diabetic patients. Br J Ophthalmol 72: 666–673

28. Dahl-Jorgensen K, Hanssen KF, Kierulf P, Bjoro R, Sandvik L, Aagenaes O (1988) Reduction of urinary albumin excretion after 4 years of continuous insulin infusion in insulin-dependent diabetes mellitus. The Oslo Study. Acta Endocrinol 117:19–25

29. The DCCT Research Group (1987) Diabetes Control and Complications Trial (DCCT): Results of the feasibility study. Diabetes Care 10: 1–19

30. Feldt-Rasmussen B, Jensen T, Lauritzen T, Mathiesen ER, Deckert T (1989) Association of poor metabolic control for five to eight years and progression of diabetic renal disease. Diabetologia 32: 486–487

31. Service FJ, Rizza RA, Daube JR, O'Brien PC, Dyck PJ (1985) Near normoglycaemia improved nerve conduction and vibration sensation in diabetic neuropathy. Diabetologia 28: 722–727

32. Ramsay RC, Goetz FC, Sutherland DER et al. (1988) Progression of diabetic retinopathy after pancreas transplantation for insulin-dependent diabetes mellitus. N Engl J Med 318: 208–214

33. Sutherland DER, Kendall DM, Moudry KC et al. (1988) Pancreas transplantation in nonuremic, type 1 diabetic recipients. Surgery 104: 453–464

34. Viberti GC, Bilous RW, Mackintosh D, Bending H, Keen H (1983) Long term correction of hyperglycaemia and progression of renal failure in insulin-dependent diabetes. Br Med J 286: 598–602

35. Bending JJ, Viberti GC, Watkins PJ, Keen H (1986) Intermittent clinical proteinuria and renal function in diabetes: Evolution and the effect of glycaemic control. Br Med J 292: 83–86

36. Nyberg G, Blohme G, Nordén G (1987) Impact of metabolic control in progression of clinical diabetic nephropathy. Diabetologia 30: 82–86

37. Parving H-H, Hommel E (1989) Prognosis in diabetic nephropathy. Br Med J 299: 230–233

38. Bohman SO, Tydén G, Wilczek H et al. (1985) Prevention of kidney graft diabetic nephropathy by pancreas transplantation in man. Diabetes 34: 306–308

39. Maurer SM, Goetz FC, McHugh LE, Sutherland DER, Barbosa J, Najarian JS, Steffes MW (1989) Long-term study of normal kidneys transplanted into patients with type 1 diabetes. Diabetes 38: 516–523

40. Bilous RW, Maurer SM, Sutherland DER, Najarian JS, Goetz FC, Steffes MW (1989) The effects of pancreas transplantation on the glomerular structure of renal allografts in patients with insulin-depdendent diabetes. N Engl J Med 321: 80–85

41. Nelson RG, Newman JM, Knowler WC et al. (1988) Incidence of end-stage renal disease in type 2 (non-insulin-dependent) diabetes mellitus in Pima Indians. Diabetologia 31: 730–736

42. Siperstein MD (1988) Diabetic microangiopathy, genetics, environment and treatment. Am J Med 85 (Suppl 5A): 119–130

43. Nelson RG, Wolfe JA, Horton MB, Pettitt DJ, Bennett PH, Knowler WC (1989) Proliferative retinopathy in NIDDM. Incidence and risk factors in Pima Indians. Diabetes 38: 435–440

44. Nathan DM, Singer DE, Godine JE, Perlmuter LC (1986) Non-insulin-dependent diabetes in older patients. Am J Med 81: 837–842

45. Geiss LS, Herman WH, Teutsch SM (1985) Diabetes and renal mortality in the United States. Am J Public Health 75: 1325–1326

46. Fabre J, Balant LP, Dayer PG, Fox HM, Vernet AT (1982) The kidney in maturity onset diabetes mellitus: A clinical study of 510 patients. Kidney Internat 21: 730–738

47. Feutren G, Papoz L, Assan R et al. (1986) Cyclosporin increases the rate and length of remission in insulin-dependent diabetes of recent onset. Results of a multicentre double-blind trial. Lancet II: 119–124

48. The Canadian-European Randomized Control Trial Group (1988) Cyclosporin-induced remission of IDDM after early intervention. Association of 1 year of cyclosporin treatment with enhanced insulin secretion. Diabetes 37: 1574–1582

49. Wilson MR, Clarke P, Barkes H, Heller SR, Tattersaal RB (1986) Starting insulin treatment as an outpatient. Report of 100 consecutive patients followed up for at least one year. JAMA 256: 877–880

50. Gründler J (1987) Evaluation des Diabetes Therapie- und Schulungsprogramms bei Patienten mit Erstmanifestation eines Typ-I-Diabetes. Eine Nachuntersuchung der zwischen Januar 1979 und Juni 1983 in der Abteilung Stoffwechsel und Ernährung der Medizinischen Klinik der Universität Düsseldorf behandelten Patienten. Medizinische Doktorarbeit, Universität Düsseldorf 1987

51. Klur K (1989) Evaluation eines einwöchigen Diabetes-Behandlungs- und Schulungsprogramms bei erstmanifestierten Typ 1 Diabetikern/Remission beim Typ 1 Diabetes mellitus. Medizinische Doktorarbeit, Universität Düsseldorf 1989

52. Lewin R (in Vorbereitung) Nachuntersuchung der zwischen Januar 1987 und Juni 1988 in der Abteilung Stoffwechsel und Ernährung der Medizinischen Klinik der Universität Düsseldorf behandelten Patienten mit frisch manifestiertem Typ 1 Diabetes

53. Mühlhauser I, Jörgens V, Berger M et al. (1983) Bicentric evaluation of a teaching and treatment programme for Type 1 (insulin-dependent) diabetic patients: Improvement of metabolic control and other measures of diabetes care for up to 22 months. Diabetologia 25: 470–476

54. Berger M, Jörgens V, Mühlhauser I, Zimmermann H (1983) Die Bedeutung der Diabetiker-schulung in der Therapie des Typ-I-Diabetes. Dtsch Med Wochenschr 108: 424–430

55. Schiffrin A, Desrosiers M, Moffat M, Belmonte MM (1983) Feasibility of strict diabetes control in insulin-dependent diabetic adolescents. J Pediatr 103: 522–527

56. Rudolf MC, Ahern JA, Genel M et al. (1982) Optimal insulin delivery in adolescents with diabetes: Impact of intensive treatment on psychological adjustment. Diabetes Care 5 (Suppl 1): 53–75

57. Mühlhauser I, Berger M, Sonnenberg G, Koch J, Jörgens V, Schernthaner G, Scholz V (1985) Incidence and management of severe hypoglycemia in 434 adults with insulin-dependent diabetes mellitus. Diabetes Care 8: 268–273

58. Assal JP, Mühlhauser I, Pernet A, Gfeller R, Jörgens V, Berger M (1985) Patient education as the basis for diabetes care in clinical practice and research. Diabetologia 28: 602–613

59. Mühlhauser I, Bruckner I, Berger M et al. (1987) Evaluation of an intensified insulin treatment and teaching programme as routine management of type 1 (insulin-dependent) diabetes. The Bucharest-Düsseldorf Study. Diabetologia 30: 681–690

60. Mühlhauser I, Santiago JV, Bolli GB (1988) The frequency of severe hypoglycaemia during intensive insulin therapy. Diab Nutr Metab 1: 77–88

61. Howorka K (1987) Funktionelle, nahe-normoglykämische Insulinsubstitution. Lerninhalte, Praxis und Didaktik. Springer Berlin Heidelberg New York Tokyo

62. White NH, Skor DA, Cryer PE, Levandoski LA, Bier DM, Santiago JV (1983) Identification of type 1 diabetic patients at increased risk for hypoglycemia during intensive therapy. N Engl J Med 308: 485–491

63. Berger W, Keller U, Honegger B, Jaeggi E (1989) Warning symptoms of hypoglycaemia during treatment with human and porcine insulin in diabetes mellitus. Lancet I: 1041–1044

64. Feldt-Rasmussen B, Mathiesen ER, Deckert T (1986) Effect of two years of strict metabolic control on progression of incipient nephropathy in insulin-dependent diabetes. Lancet II: 1300–1304

65. Chantelau E, Spraul M, Mühlhauser I, Gause R, Berger M (1989) Long-term safety, efficacy and side-effects of continuous subcutaneous insulin infusion treatment for type 1 (insulin-dependent) diabetes mellitus: A one centre experience. Diabetologia 32:421–426

66. The Diabetes Control and Complications Trial (1988) Are continuing studies of metabolic control and microvascular complications in insulin-dependent diabetes mellitus justified? N Engl J Med 318: 246–250

67. Chantelau EA, Gösseringer G, Sonnenberg GE, Berger M (1985) Moderate intake of sucrose does not impair metabolic control in pump-treated diabetic out-patients. Diabetologia 28: 204–207

68. Chantelau EA, Frenzen A, Gösseringer G, Hansen I, Berger M (1987) Intensive insulin therapy justifies simplification of the diabetes diet: A prospective study in insulin-dependent diabetics: Am J Nutr 45: 958–962

69. Chantelau EA, Sonnenberg GE, Stanitzek-Schmidt I, Best F, Altenähr H, Berger M (1982) Diet liberalization and metabolic control in Type 1 diabetic outpatients treated by continuous subcutaneous insulin infusion. Diabetes Care 5: 612–616

70. The DCCT Research Group (1986) The Diabetes Control and Complications Trial (DCCT). Design and methodological considerations for the feasibility phase. Diabetes 35: 530–545

Diabetes mellitus Typ II – insulinbedürftig oder insulinpflichtig?

D. LOOK

Da vaskuläre Komplikationen bei Diabetikern in mehr als 75 % die Todesursache darstellen (Joslin-Clinic) und Hyperinsulinämie und Makroangiopathie in möglicherweise sehr engem Zusammenhang stehen, und da Typ-II-Diabetiker sehr häufig hyperinsulinämisch sind, ist die Frage, ob Typ-II-Diabetiker insulinbedürftig oder insulinpflichtig seien, berechtigt, aber zugleich verwirrend. Vielleicht sind sie ja weder das eine noch das andere. Das fast völlige Verschwinden des Typ-II-Diabetes während des 2. Weltkrieges, als es auch für die Typ-I-Diabetiker nicht genügend Insulin gab, könnte in diese Richtung deuten. Heute dagegen spritzen in der Bundesrepublik Deutschland ca. 650 000 Diabetiker Insulin, davon sind 78 % Typ-II-Diabetiker. Müssen so viele Typ-II-Diabetiker Insulin spritzen, dürfen sie das überhaupt, wenn man das Problem Hyperinsulinämie betrachtet? Müßten vielleicht von den übrigen 2 Millionen bisher nicht insulinspritzenden Diabetikern noch viel mehr Insulin spritzen?

Berger und Standl haben in der Bundesrepublik als erste in einem Schulungsprogramm für Typ-II-Diabetiker die therapeutisch erreichbaren und die überhaupt nur sinnvollen Ziele für die Behandlung von Typ-II-Diabetikern klar voneinander getrennt und damit erreicht, daß nicht mehr alle Typ-II-Diabetiker mehr oder weniger frustran, zumindest aber frustriert den Therapiezielen der Typ-I-Diabetiker hinterherlaufen. Die Frage bleibt aber bestehen, welcher Typ-II-Diabetiker braucht Insulin und ist deshalb insulinpflichtig und welcher nicht?

Kriterien, die *dafür* sprechen, daß ein Typ-II-Diabetiker Insulin braucht:

1. Gewichtsabnahme, besonders ungewollte
2. Starke Azetonurie
3. Appetitlosigkeit
4. Rapider oder schleichender Kräfteverfall
5. Viel Durst und Polyurie
   $HbA_1 > 11\,\%$

Kriterien, die *dagegen* sprechen, daß ein Typ-II-Diabetiker Insulin braucht (diese Patienten dürfen *nicht* auf Insulin umgestellt werden!):

1. Adipositas mit relativer Gewichtskonstanz
2. Sehr guter Appetit ($\rightarrow$ hoher Blutzucker)
   (= mangelhafte Diäteinhaltung)

3. Nur geringe oder fehlende Azetonurie
4. Wohlbefinden
   $HbA_1 < 11\%$

Wenn die Frage nach der Insulinbedürftigkeit geklärt ist und die individuellen Therapieziele ohne Insulin nicht erreicht werden können, stellt sich die wichtige Frage der Therapieform dieses Typ-II-Diabetikers. Soll er kombiniert mit Sulfonylharnstoffen und kleinen Insulinmengen oder nur mit 1 Insulinspritze täglich behandelt werden oder primär mit mehrmaligen Insulininjektionen pro Tag? Soll er fixe Insulinmischungen, vielleicht mit einem PEN verabreicht, spritzen oder lieber individuelle Mischungen von NPH- und Altinsulin selbst herstellen? Soll er konventionell oder intensiviert spritzen, ein Basis-Bolus-Konzept verfolgen oder das sog. Tag-Nacht-Konzept (TIC – TIC – TIC – TAC = Alt – Alt – Alt – NPH-Insulin), oder soll er eine Insulinpumpe bekommen?

Das Alter, die Wünsche des Patienten, seine Bedürfnisse, seine Intelligenz und seine Schulbarkeit spielen bei dieser Entscheidung eine wichtige Rolle. Wenn Typ-II-Diabetiker i. allg. auch „ideale" PEN-Benutzer sind, so müssen sie doch sehr individuell auf eine Insulinstrategie eingestellt werden, die sie gesünder und zufrieden machen muß, und nicht pauschal auf angeblich „für die meisten Typ-II-Diabetiker" passende Mischinsuline!

Eine noch bestehende Adipositas mit ihrer konsekutiven relativen Insulinresistenz scheint auf den ersten Blick deswegen auf relativ hohe Altinsulin-Anteile jeder Injektion angewiesen zu sein, nur so kann ja eine postprandiale Hyperglykämie vermieden werden. Was folgt sind Eßzwänge, Eßbedürfnisse, Eßgelüste. Dies verstärkt immer die Adipositas und damit die Insulinresistenz, was oft genug dazu führt, daß Mischungen mit einem Altinsulin-Anteil von 50% benutzt werden.

Wie kommt es eigentlich, daß es kein Land auf der ganzen Welt gibt, wo so viel und so oft fixe Insulinmischungen verwendet werden? Wie kommt es, daß diese Mischungen woanders kaum Beachtung finden? Woran wird in Deutschland der Erfolg der Insulintherapie von Typ-II-Diabetikern gemessen? Am Wohlbefinden der Patienten, am Nüchternblutzucker, am postprandialen Blutzucker, am HbA_1, am Gewicht oder an der Prävalenz von Makroangiopathien bei insulinisierten Typ-II-Diabetikern?

Die PEN-Welle, ursprünglich ausgehend von Typ-I-Diabetikern mit einem Basis-Bolus-Konzept, hat längst auch die Typ-II-Diabetiker umspült. Zu Recht, wenn man die Bequemlichkeit, Genauigkeit und Unauffälligkeit in Rechnung stellt, mit welcher heute Insulin injiziert werden kann. Die mögliche Diät-Liberalisierung von intensiviert mit Insulin behandelten Typ-I-Diabetikern beginnt aber, mit den gleichen PEN's die Führung von Typ-II-Diabetikern zu erschweren, bei denen wegen der Adipositas und der damit einhergehenden Insulinresistenz Diät*zwänge* (noch) viel wichtiger sind.

Wenn Freiheit, Unabhängigkeit, Spontaneität und das „fast so sein wie früher" auch von Typ-II-Diabetikern gewünscht wird, müssen sie geschult und behandelt werden wie Typ-I-Diabetiker!

Das heißt: individuelle, bedarfsgerechte und bedürfnisorientierte Insulinstrategien!

(Es gibt nicht *den* „Typ II-er"!)

Für ältere, mehr oder weniger sklerotische, nur noch begrenzt schulbare Typ-II-Diabetiker:	Für jüngere oder noch junggebliebene, interessierte, schulbare, motivierbare Typ-II-Diabetiker:
Strenge Diätrichtlinien, disziplinierte Tagesplanung und -einhaltung, Vermeiden von ungeplanten muskulären Belastungen, → 2 × täglich NPH-Insulin, ggf. Mischinsuline (ggf. im PEN) → vielleicht auch 1 × täglich langwirksames Zinkinsulin (Turner)	Vorstellung aller heute verfügbaren Insulin-strategien zur Erzielung einer Nahe-Normo-glykämie (oder Normoglykämie), Schulung wie bei Typ-I-Diabetikern, Motivierung und Hinführung zum Selbst-entscheid, welcher Weg gewünscht wird, → konventionelle Insulintherapie mit 2 Injektionen, intensivierte Insulinbe-handlung, TIC - TIC - TIC - TAC, Basis-Bolus oder evtl. auch eine Insulinpumpe

Ziel jeder Einstellung von Typ-II-Diabetikern auf Insulin ist naturgemäß die Errei-chung des jeweils aufgestellten Therapieziels. Konsequenterweise müssen sich die Stoffwechselparameter bessern. Ebenso wichtig ist aber auch, daß sich keine Hyper-insulinämie iatrogen einstellen darf. Diese kann ziemlich sicher dann vermutet wer-den, wenn eine Adipositas entsteht oder eine vorhandene sich verstärkt. Jeder Arzt ist deshalb gefordert, bei Übergewichtigen eine weitere Gewichtsreduktion auch nach der Insulinisierung zu erzielen bzw. mit Argusaugen darüber zu wachen, daß ein bis zum Beginn der Insulintherapie schlanker Typ-II-Diabetiker nicht dick wird. Eine sehr schwere Aufgabe, bei der wir zum Erfolg „verdammt" sind, wollen wir uns nicht dem Vorwurf aussetzen, wir hätten uns mit dem Ersatz des Risikofaktors Hyperglykämie durch den Risikofaktor Hyperinsulinämie zufriedengegeben!

Kontrollen von auf Insulin umgestellten Typ-II-Diabetikern müssen immer das Körpergewicht einbeziehen. Dazu kommt für ältere Menschen Urinzucker und die Sorge um regelmäßige Bewegung sowie die Vermeidung von Fußschäden. Jüngere Typ-II-Diabetiker mit dem Therapieziel Normoglykämie müssen wie Typ-I-Diabe-tiker regelmäßig mehrmals täglich ihren Blutzucker messen und daraus adäquate Konsequenzen ziehen. Bei allen Diabetikern ist zur Vermeidung von Gefäßschäden nach einem sich evtl. gerade nach Umstellung auf Insulin und dabei sich verschlim-mernder Adipositas entwickelnden Hypertonus zu fahnden! Lange *vor* einem Re-flektometer zur Ablesung von Blutzuckerteststreifen braucht jeder Diabetiker ein eigenes Blut*druck*meßgerät!

Häufige Fehler bei der Behandlung von Typ-II-Diabetikern mit Insulin:

a) Patienten werden *zu früh* auf Insulin eingestellt. Wenige, sehr hohe Blutzucker-werte werden zum Anlaß genommen, übergewichtige Diabetiker mit Insulin zu behandeln, ohne vorher durch eine sorgfältige, bedürfnisgerechte Schulung zu-mindest zu versuchen, die Adipositas und damit die Insulinresistenz zu mindern. Insulin statt Schulung ist immer ein Fehler auch wenn es heute – mit PEN's – „so einfach" zu sein scheint!

b) Typ-II-Diabetiker werden *zu spät* auf Insulin eingestellt. Die – verständliche – Angst der Patienten vor der Spritze und ihre Verweigerung werden zu lange toleriert, die Hinauszögerung der eigentlich längst notwendigen Insulinbehandlung kommt manchmal dem vermeintlichen Sicherheitsbestreben der Ärzte und deren Scheu vor Insulin entgegen. Gelegentlich haben Ärzte mehr Angst vor der Anwendung von Insulin als Diabetiker!
Zu späte Behandlung mit Insulin führt unnötigerweise zu so starker Katabolie, zu so extremer Rezeptorverminderung und möglicherweise auch -schädigung, daß es nach Beginn der Insulintherapie unverhältnismäßig hoher Anfangsdosen bedarf, und der Therapieerfolg enttäuschend lange auf sich warten läßt.

c) *Unkritische Kombination* von Insulin mit Sulfonylharnstoffen. Wenn diese ohne individuelle Abwägung aller Besonderheiten bei *allen* Typ-II-Diabetikern angewendet wird, sind schwere Mißerfolge sicher. Eine langfristige, vielleicht jahrzehntelange Stoffwechselnormalisierung durch eine mehr oder weniger stark nachlassende endogene Insulinproduktion unter Zuhilfenahme von Sulfonylharnstoffen in Kombination mit kleinen Mengen Insulin zu erhoffen, ist unrealistisch! Solche Therapieformen sind eher für alte Typ-II-Diabetiker mit limitierter Lebenserwartung geeignet. Sie sind nicht gut geeignet für jüngere Typ-II-Diabetiker, weil immer die Gefahr besteht, daß von Hausarzt *und* Diabetiker die geringe exogen zugeführte Insulinmenge bzw. die nur einmalige Injektion pro Tag zur Maxime erhoben wird, von der später nur sehr schwer oder auch überhaupt nicht mehr abgewichen werden kann.

d) Verwendung von *zu kurz wirksamen fixen Mischungen* von Altinsulin und Intermediärinsulin. Hohe Nüchternblutzuckerwerte eines Diabetikers mit Sekundärversagen werden verständlicherweise, aber trotzdem fälschlich zum Anlaß genommen, nun einen hohen Altinsulinanteil in der Insulinspritze zur möglichst schnellen Senkung dieser hohen Ausgangswerte zu nutzen. Die Folge ist eine noch kürzere Gesamtwirkung dieser Insulindosis mit zwangsläufig noch höheren Nüchternblutzuckern. Dieser Circulus vitiosus verschlimmert sich immer mehr, es kommt während der kombinierten Hauptwirkung des hohen Altinsulinanteils mit dem NPH-Insulin zu größerer Hypoglykämieneigung, zu größerem Hunger und zu Gewichtszunahme! Damit verstärkt sich die Insulinresistenz, die Nüchternblutzuckerwerte werden (vielleicht) noch höher!
Hier zeigt sich heute bei vielen Typ-II-Diabetikern die Berechtigung zu klinischen „Neu"-Einstellungen mit Schulung und vor allem auch mit Gewichtsnormalisierung. Danach sind oft – wenn überhaupt – nur noch 10–25 % der ursprünglichen Insulindosen ausreichend, um eine Normolglykämie aufrechtzuerhalten.
Im übrigen sind fixe Insulinmischungen, die mehr als 10–15 % Altinsulin enthalten, leicht einmal patienten*unfreundliche* Insuline, nämlich dann, wenn sie aufgrund ihrer kurzen Wirkungsdauer nachmittags nicht das kleinste Stück Diabetikertorte erlauben!

Es wäre natürlich viel besser, Insulin rechtzeitig, d. h. nicht zu früh und nicht zu spät einzusetzen. Und das wiederum bedeutet, es erst dann zu verordnen, wenn Diabetiker trotz angestrebter und (fast) erfolgter Gewichtsnormalisierung immer noch so stark erhöhte Blutzuckerwerte haben, daß hyperglykämiebedingte Symptome bestehen. In solchen Fällen ist der HbA_1-Wert höher als 11 %. Natürlich muß auch immer dann auf Insulin umgestellt werden, wenn eine ungewollte Abmagerung mit hohen Blutzuckerwerten und hohen HbA$_1$-Werten auftritt.

Die Bestimmung der C-Peptide nützt i. allg. nichts, da auch Typ-II-Diabetiker mit einer sehr gering erscheinenden endogenen Insulinrestsekretion durchaus normoglykämisch sein können, und auf der anderen Seite besonders adipöse Patienten trotz extrem hoher C-Peptide immer noch hyperglykämisch sein können.

Die Verwendung von lange genug wirkenden Insulinen oder Insulinmischungen ist *wichtig*, um normale Nüchternblutzuckerwerte vor dem Abendbrot oder dem Frühstück zu erzielen. In solchen Fällen kommt es immer rasch zu einer Normalisierung der vorher erhöhten HbA$_1$-Werte, auch wenn kurzfristig postprandial deutliche Blutzuckerspitzen auftreten. Dies ist sogar zur Vermeidung von Hypoglykämien bei ungeplanter oder ungewohnter körperlicher Arbeit, die bei älteren, gefäßgeschädigten Typ-II-Diabetikern deletäre Folgen haben können, i. allg. gar nicht so schlimm. Demgegenüber sind Mischungen mit höherem Altinsulinanteil viel nachteiliger, weil sie infolge zu kurzer Gesamtwirkung zu hohen Nüchternblutzuckerwerten, stark schwankenden Blutzuckerverläufen und insgesamt oft unbefriedigender Stoffwechsellage führen.

Bei jüngeren Diabetikern ist selbstverständlich beides, eine Normalisierung von Nüchtern- sowie postprandialen Blutzuckerwerten anzustreben; dies ist im Alltag mit fixen Mischungen nicht möglich, hier müssen intensivierte Insulinkonzepte gewählt werden.

Bei adipösen Diabetikern → kein Insulin!!! Abnehmen!!!

Dicken Typ-II-Diabetikern schließlich, „weil es nicht anders ging", doch Insulin gegeben zu haben, kann keinen Arzt beruhigen, zufriedenstellen oder auch nur schlafen lassen!

Der Wunschtraum für diese Patienten heißt Schulung. Schulung für – angeblich – nicht schulbare Patienten. Diese Träume können Wahrheit werden, wenn die richtige Form, der richtige Inhalt gewählt und Gruppenprozesse genutzt werden.

Wenn schließlich doch Insulin gegeben werden muß, sollten die Diabetiker davor keine Angst haben! Dies allerdings ist wirklich ein Wunschtraum, der fast immer frühzeitig dadurch zerstört wurde, daß einmal drohend gemahnt wurde: „Sonst müssen Sie spritzen!" Kein Patient möchte gerne „auf die Nadel"! Am ehesten können auch in diesen Fällen andere, bereits erfolgreich auf Insulin umgestellte Patienten zur Hilfe, zur Überredung und als Katalysatoren genutzt werden. Sie werden oft mehr Überzeugungskraft entfalten als ärztliche Ratschläge. Solche Patienten dürfen aber möglichst selbst nie geschockt haben → cave: zu hoher Altinsulinanteil in der benutzten Insulinmischung!

Zusammenfassend muß festgestellt werden, daß jeder insulinbedürftige Typ-II-Diabetiker auch insulinpflichtig ist! So lange wie irgend möglich sollte endogenes Insulin benutzt werden, deswegen ist jede Insulinresistenz durch Adipositas schädlich und muß – koste es was es wolle – durch Gewichtsnormalisierung gebessert werden. Wenn exogenes Insulin eingesetzt werden muß, dann darf es Typ-II-Diabetikern durch Hyperinsulinisierung nicht schaden: so wenig wie möglich und so oft wie nötig! Fixe Mischungen sind nur für ältere Typ-II-Diabetiker, deren Tagesablauf gleichförmiger ist, geeignet, für jüngere, die sich noch einen Rest an Flexibilität und Anpassungsfähigkeit bewahren wollen, sind dem jeweiligen Bedarf angepaßte individuelle Mischungen zu bevorzugen. Hierfür ist eine Schulung, ähnlich wie für Typ-I-Diabetiker, unerläßlich.

Intensivierte Insulintherapie

B. Willms

Geschichte der Insulinbehandlung (Tabelle 1)

Seit nunmehr fast 70 Jahren steht uns Insulin zur Behandlung des Diabetes mellitus zur Verfügung. Die Insulinpräparation, welche Banting und Best als erste isoliert hatten, bestand aus normalem Insulin und mußte wegen der kurzen Wirkungsdauer mehrmals täglich durch subkutane Injektion zugeführt werden. Wir nennen dieses alte Insulin heute Altinsulin. Ärzte und Patienten empfanden es daher als Erlösung, als in den 30er Jahren verzögert wirkende Insuline entwickelt wurden, so daß man statt 2- bis 3mal täglich nur 1mal täglich spritzen mußte. Manche sehen diese Entwicklung heute als Sündenfall an.

Die Zeit nach dem 2. Weltkrieg wurde bestimmt durch die Entwicklung von mittellang wirkenden Insulinen, die 2mal täglich, morgens und abends zugeführt werden mußten. Häufig waren sie Misch- und Kombinationsinsuline aus verschiedenen Präparationen.

1948 beschrieb Hagedorn als Fortentwicklung des Protamin-Zink-Insulins das NPH-Insulin (NPH = Neutrales Protamin-Insulin Hagedorn), welches als Vorteil die

Tabelle 1. Geschichte der Insulinbehandlung

1923	Altinsulin, 2–3 × tägl.
1936/37	Langwirkendes Verzögerungsinsulin, 1 × tägl. (Protamin-Zink-Insulin)
1938	Surfen-Insulin (Depot-HOECHST klar)
1948	NPH-Insulin
1950/60	Misch- und Kombinationsinsuline als mittellangwirkende Insuline, 2 × tägl.
1951	Komb-Insulin
1954	Lente (Semilente, Ultralente)-Insuline
1962	Hg-Insulin, Rapitard-Insulin
1972	NPH + Alt in individueller Mischung, 2 × tägl.
1978/79	Insulinpumpentherapie
1982/83	Intensivierte Insulintherapie
1984	Normoglykämische Insulinsubstitution Funktionelle, physiologische Insulintherapie

Isophanie aufwies, d. h. zugemischtes Altinsulin wirkte, wie wenn es getrennt injiziert worden wäre.

Dieses Prinzip der Insulintherapie, insulinpflichtige Diabetiker mit einer individuellen Mischung aus NPH-Insulin und Altinsulin zu behandeln, wurde 1972 in Deutschland auf den Markt gebracht.

Ende der 70er Jahre wurde die Therapie mit tragbaren Insulinpumpen erprobt und eingesetzt. In ihrem Gefolge entwickelte sich bald eine Insulintherapie, die von verschiedenen Autoren als intensivierte Insulintherapie bezeichnet wurde.

Durch verbesserte Kenntnis der Insulinphysiologie versuchte man Anfang der 80er Jahre, eine normoglykämische Einstellung von Typ-I-Diabetikern zu erreichen, indem man Insulin in physiologischen Mengen und zu physiologischen Zeiten zuführte. Waldhäusl nannte diese physiologische Insulintherapie „funktionelle Insulintherapie" [19].

Formen der Insulintherapie

In der Abb. 1 sind die verschiedenen Formen der Insulintherapie symbolisiert. Die oberste Spalte stellt die reine Altinsulintherapie mit 4mal täglicher Gabe dar, wie sie bis 1936 nicht anders möglich war. Spalte 2 demonstriert den Insulinwirkspiegel, der aus einer 1maligen täglichen Injektion eines langwirkenden Insulins entsteht. In der 3. Spalte ist dann die Therapie mit 2mal Intermediärinsulin dargestellt, in der 4. die individuelle Mischung aus NPH- und Altinsulin bei zwei Injektionen täglich. Durch die kürzere Wirkung der Humaninsuline wurde später eine Verlagerung der Abendspritze auf die Zeit vor dem Schlafengehen erforderlich, um den Nüchternblutzucker ausreichend zu senken, und dementsprechend die Überbrückung des Abendessens mit einer reinen Altinsulininjektion, wie es in Spalte 5 dargestellt ist. Spalte 6 zeigt die zusätzliche mittägliche Altinsulingabe und Spalte 7 stellt die mittägliche Gabe einer Mischung aus NPH- und Altinsulin dar. In Spalte 8 ist eine intensivierte Insulintherapie dargestellt, die sich bei uns bewährt hat, nämlich die 4malige tägliche Gabe von NPH-Insulin, wobei zu den drei Hauptmahlzeiten Altinsulin hinzugemischt wird. Die beiden letzten Spalten demonstrieren die heute weitverbreiteten Basis-Bolus-Insulin-Konzepte mit einer 1maligen spätabendlichen Gabe eines mittellang wirkenden Insulins (Spalte 9) oder eines langwirkenden Insulins (Spalte 10) und Altinsulingaben zu den Hauptmahlzeiten. Aus diesen beiden letzten Schemata ist deutlich zu erkennen, daß hier tagsüber bzw. am späten Nachmittag Verzögerungsinsulin als Basisinsulin fehlt und durch Altinsulin ersetzt werden muß.

Intensivierte Insulintherapie

Es gibt keine verbindliche oder allgemein anerkannte Definition, was man unter intensivierter Insulintherapie zu verstehen hat. Man könnte meinen, jeder versteht unter intensivierter Insulintherapie eine intensivere Insulintherapie, als er bisher

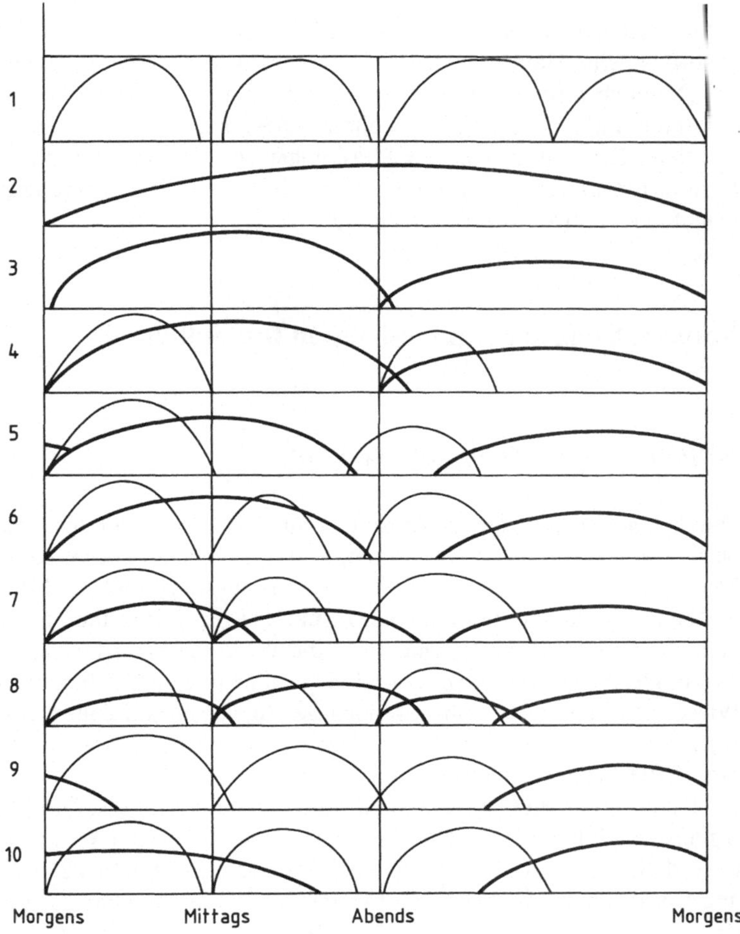

Abb. 1. Formen der Insulintherapie

durchgeführt hat. Wenn man alle Benennungen zusammenfaßt, so kann man intensivierte Insulintherapie definieren als eine Insulintherapie

1. mit mehr als zwei Injektionen pro Tag,
2. unter Verwendung von Altinsulin,
3. bei regelmäßiger engmaschiger Stoffwechsel- (Blutzucker-) Selbstkontrolle.

Als Vorteile der intensivierten Insulintherapie werden eine physiologischere Anpassung der Insulinzufuhr mit mehr Korrekturmöglichkeiten (durch das Altinsulin) und mehr Variationsmöglichkeiten, was den Zeitpunkt und den Kohlenhydratgehalt der Mahlzeit betrifft, angesehen.

Diesen Vorteilen stehen aber auch Nachteile gegenüber: Ein Diabetiker, der eine intensivierte Insulintherapie betreibt, muß mehr „Aufwand" für seine eigene Diabetesführung aufwenden, er muß häufiger als bisher Insulin injizieren und häufiger als bisher seine Haut verletzen, um seinen Blutzucker selbst zu bestimmen.

Dennoch wird eine intensivierte Insulintherapie, welcher Form auch immer, von Patienten und Ärzten heute in weitem Maße akzeptiert und angewandt.

Neue Erkenntnisse in der Physiologie und Pharmakokinetik des Insulins und Fortschritte in der Teststreifentechnologie haben diese Therapieform möglich gemacht und zu ihrer Verbreitung geführt.

Voraussetzungen der intensivierten Insulintherapie

Kenntnisse der Insulinpharmakokinetik

Durch Untersuchungen am Biostator, durch Messung der Insulinkonzentration im Serum, durch Kontrolle der C-Peptid- und Blutzuckerspiegel nach Insulininjektion kennen wir den Wirkungseintritt, das Wirkungsmaximum und die Wirkungsdauer der heute im Handel befindlichen Insuline [1, 3]. Altinsuline haben ihr Wirkungsmaximum 1–2 h nach der Injektion, die Wirkungsdauer beträgt – je nach Dosis – 3–6 h. Der Wirkungseintritt der NPH-Insuline beginnt 1,5 h nach der Injektion, das Wirkungsmaximum beginnt 4 h nach der Injektion und dauert bis 7–8 h nach der Injektion. Diese Kenntnis ist für die Anpassung der jeweiligen Insulindosis (Alt- bzw. NPH-Insulin) wichtig.

Dabei gelten diese Angaben nur für eine Standarddosis. Die Wirkungsdauer des Insulins, und damit auch das Wirkungsmaximum und der Wirkungseintritt, hängen in starkem Maße von der Dosis des verwendeten Insulins ab. Diese Erkenntnisse liegen seit langem in der Literatur vor, sind aber offenbar zu wenig bekannt und werden zu wenig berücksichtigt [11]. Die Wirkungsdauer kann sich dabei in Abhängigkeit von der Dosis um den Faktor 2–3 verlängern. Bei den heute verwandten kleinen Dosen im Rahmen der intensivierten Insulintherapie rechnen wir für 3–5 IE Altinsulin eher eine Wirkdauer von 3–4 denn von 5–6 h, entsprechende Dosen NPH-Insulin (4–8 IE) dürften mit ihrer Wirkungsdauer eher bei 6 h denn bei 12 h liegen.

Mischbarkeit von Alt- und Verzögerungsinsulin

Es hat lange gedauert, bis durch wissenschaftliche Arbeiten die klinische Erfahrung, daß Zink-Insuline (Lente, Monotard) nicht in der gleichen Weise mischbar sind wie NPH-Insuline, bestätigt wurde. Mischbar heißt in diesem Fall, daß zum Verzögerungsinsulin zugemischtes Altinsulin genauso wirkt, wie wenn es getrennt injiziert würde. Bei den Zink-Insulinen wird ein Teil des Altinsulins durch das überschüssige Zink in Verzögerungsinsulin umgewandelt, so daß die typische Altinsulinkinetik nicht erhalten bleibt.

Fortschritte in der Teststreifentechnologie

Einer der für die Machbarkeit und Verbreitung der intensivierten Insulintherapie wesentlichsten Fortschritte ist die Entwicklung eines Blutzuckerteststreifens als „Hosentaschenmethode", mit der der Diabetiker jederzeit und mit einer ausreichenden Genauigkeit seinen Blutzucker selbst messen kann. Hier ist vor allem der bikolore Blutzuckerteststreifen Hämoglukotest 20–800 zu nennen, mit dem bei visueller Ablesung die Blutzuckermessung mit gleicher Genauigkeit wie mit den Reflektometern durchzuführen ist [18]. Die regelmäßige Blutzuckerselbstkontrolle ist vor allem deshalb notwendig, weil durch Schwankungen in der Absorption die Insulinzufuhr ungleichmäßig ist und so die Insulindosis häufig den wechselnden Verhältnissen angepaßt werden muß.

Schiffrin u. Belmonte [15] haben untersucht, wie häufig bei Insulinpumpentherapie und multipler subkutaner Insulingabe die Patienten den Blutzucker selber messen müssen: Bei einer Reduzierung von vier täglichen Messungen auf zwei tägliche Messungen verschlechterte sich das HbA1 signifikant, um bei Erhöhung der Selbstkontrollfrequenz sich wieder zu normalisieren. Wenn eine entsprechende Therapie durchgeführt wird, sind also vier tägliche Blutzuckerselbstmessungen erforderlich, um den Erfolg der Therapie zu sichern und aufrechtzuerhalten.

Kenntnisse der Insulinphysiologie

Durch Untersuchungen an Stoffwechselgesunden wissen wir heute, wieviel Insulin das Pankreas eines Nichtdiabetikers im basalen (Fasten) Zustand produziert und wieviel Insulin wir für eine Einheit (10–12 g) Kohlenhydrate benötigen [20, 21] (s. Tabelle 2 und Abb. 2). Das Verhältnis von basaler Insulinproduktion zu prandialer Insulinproduktion beträgt etwa 50 : 50. Der basalen Insulinproduktion steht eine basale hepatische Glukoseproduktion von etwa 2 mg/kg KG/min gegenüber. Diese Menge wird im Nüchternzustand durch die extrahepatischen Gewebe (vor allem die

Tabelle 2. Kohlenhydratstoffwechsel beim Stoffwechselgesunden

Insulinproduktion:		
basal:	15 – 18	mE/min
	0,7 – 1,0	E/h
	ca. 24	E/24 h
	0,35	E/kg KG/24 h
prandial:	1 – 2	E/10 g KH
Hepatische Glukoseproduktion:		
	2,3	mg/kg/min
	ca. 250	g/24 h
Unterdrückung durch orale Glukosezufuhr um 50 %		
Basaler peripherer Glukoseverbrauch = basale hepatische Glukoseproduktion		

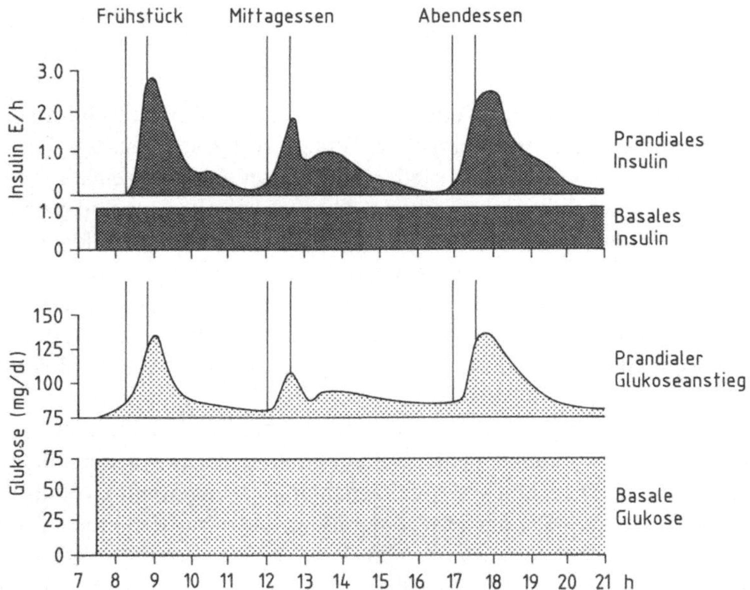

Abb. 2. Physiologische Insulin- und Glukosespiegel im Plasma

Muskulatur) verbraucht. Dieses Gleichgewicht ist wichtig für die Aufrechterhaltung der Normoglykämie.

Durch getrennte Substitution des basalen und des prandialen Insulinbedarfes mit geeigneten Methoden (Insulinpumpe oder multiple subkutane Insulininjektion) kann man nun den insulinspritzenden Diabetiker einmal besser, physiologischer einstellen und zweitens ihn von dem Zwang, in regelmäßigen zeitlichen Abständen seine Mahlzeiten einnehmen zu müssen, bis zu einem gewissen Grade befreien.

Weitere Fortschritte in dieser physiologischen oder funktionellen Insulintherapie brachte die Erarbeitung von Korrekturfaktoren: 1 Einheit Altinsulin senkt im Durchschnitt den Blutzucker um etwa 35 mg/dl, 10 g Traubenzucker können ihn – wenn er im hypoglykämischen Bereich ist – um etwa 50 mg/dl erhöhen. Diese Korrekturfaktoren sind abhängig von der individuellen Insulinempfindlichkeit und dem Körpergewicht und müssen bei jedem Patienten im einzelnen erarbeitet und überprüft werden [7].

Insulintherapie des Typ-I-Diabetes

Braucht nun jeder Typ-I-Diabetiker eine intensivierte Insulintherapie – und das von Anfang an?

Wir meinen: Nein.

Gerade zu Beginn des Diabetes haben die meisten Diabetiker noch genügend endogenes Insulin, welches ihnen hilft, eventuelle Schwankungen des Insulinbedarfes auszugleichen. Man kommt deshalb i. allg. mit einer einfachen Insulintherapie aus (Tabelle 3). Ein weiterer Grund ist, daß für viele junge Menschen die Diagnose Diabetes ein Schock ist, den sie erst einmal verarbeiten müssen. Trotz intensiver Schulung und Beratung brauchen sie erst einmal ein Jahr Zeit, um praktische Erfahrungen mit ihrem Diabetes und ihrer Diabetesführung zu sammeln.

Natürlich sollte jeder insulinspritzende Diabetiker seinen Blutzucker messen können und Altinsulin zur Verwendung bei besonderen Situationen zur Verfügung haben.

Im weiteren Verlauf des Typ-I-Diabetes schwindet die endogene Insulinproduktion bis auf 0 dahin. Dies dauert im statistischen Mittel etwa 5 Jahre [12]. Im Stadium des völligen Insulinmangels bzw. bei stärkerer Entgleisung empfehlen wir eine zweimal tägliche Gabe einer individuellen Mischung von NPH und Altinsulin (Tabelle 4).

Bei dieser Insulintherapie geben wir dem Diabetiker von Anfang an einen Insulinanpassungsplan (Abb. 3) an die Hand, in dem die Standarddosis (vom Arzt) festgelegt ist und die Akutanpassung des Altinsulins (morgens, mittags und abends) an Hand der Blutzuckerselbstkontrolle aufgrund der vorgegebenen Anpassungsregeln vom Patienten selbst vorgenommen wird. Natürlich muß dieser grob schematische Anpassungsplan individualisiert werden, bei insulinempfindlichen Patienten muß die Anpassung „gespreizt" werden, d. h. die Grenzen für die zusätzliche Einheit Altinsulin müssen höher gesetzt werden (z. B. 120/160/200/260 etc.), bei manchen Patienten muß die Anpassung morgens, mittags und abends unterschiedlich gefaßt werden usw.

Tabelle 3. Insulintherapie des Typ-I-Diabetes (1)

Zu Beginn des Diabetes bzw. bei mäßiger Entgleisung

2 × tägl. mittellangwirkendes Insulin
(NPH + Alt in fester Mischung mit niedrigem Altinsulinanteil)

Anfangsdosis ca. 50 % des physiologischen Insulinbedarfes

Morgendosis zu Abenddosis = 1,2 zu 1

Anpassung nach Blut- und Harnzuckerwerten

Tabelle 4. Insulintherapie des Typ-I-Diabetes. (Nach [2])

Im Stadium des völligen Insulinmangels bzw. bei stärkerer Entgleisung

2 × tägl. individuelle Mischung von NPH- und Altinsulin

Anfangsdosis ca. 50 % des physiologischen Insulinbedarfes
Morgendosis zu Abenddosis = 1,2 zu 1;
Altinsulinanteil morgens doppelt so hoch (z. B. 30 %) wie abends (z. B. 15 %), mittags fakultative Altinsulingabe

Altinsulin-Anpassung nach Anpassungsplan
  durch Patient,
  NPH-Dosis nach Trend durch Arzt

```
I N S U L I N A N P A S S U N G S P L A N
=========================================

Name: ...............................................

Insulin: Insulatard H ......  +  Velasulin H ......
          Verzögerungsinsulin       Altinsulin
------------------------------------------------------

STANDARDDOSIS
```

FRÜH	MITTAGS	ABENDS	SPÄT	
16 + 6	0 + 0	14 + 2		

```
AKUTANPASSUNG DES ALT-INSULINS
```

Blutzucker		Spritz-Eß-Abstand	Trauben-zucker	
unter 60	~1 IE		1 TZ	
60 - 80		5'		
80 - 120	+ 0 IE	30'		
120 - 150	+ 1 IE	''		
150 - 180	+ 2 IE			
180 - 210	+ 3 IE			
210 - 240	+ 4 IE			
240 - 300	+ 5 IE			
über 300	+ 6 IE			

Abb. 3. Individueller Insulinanpassungsplan I

Mit solchen Anpassungsplänen haben wir sehr gute Erfahrungen gemacht; mit ihnen ist es natürlich auch möglich, den Patienten, der sein lang vertrautes Rinderinsulin, z. B. Depot CR Insulin Hoechst, spritzt und dieses nicht missen möchte, mit einer zusätzlichen Altinsulinkorrektur, z. B. mit einem OptiPen 1, eine Korrekturmöglichkeit an die Hand zu geben (Abb. 4). Mit dieser Form der Insulintherapie (Tabelle 4) wären wir unserer Definition entsprechend schon bei der intensivierten Insulintherapie (mehr als zwei Injektionen, Verwendung von Altinsulin, Blutzuckerselbstkontrolle) angelangt.

Getrennte Substitution des basalen und prandialen Insulinbedarfes

Von dieser Definition der intensivierten Insulintherapie abgrenzen möchte ich die getrennte Substitution des basalen und des prandialen Insulinbedarfes, die man auch physiologische Insulintherapie oder funktionelle Insulintherapie nennen kann (Tabelle 5). Hier gehen wir von den physiologischen Kenndaten des basalen und prandialen Insulinbedarfes aus und verwenden die empirisch gefundenen Korrekturfaktoren.

```
I N S U L I N A N P A S S U N G S P L A N
================================================

Name:  ...............................................

Insulin: Depot-CR-Insulin +  ......H-Tronin......
         Verzögerungs-              Alt-  (und Opti Pen)
_ _ _ _ _ _ _ _ _ _ _ _Insulin_ _ _ _ _ _ _ _ _ _

STANDARDDOSIS
```

FRÜH	ABENDS
24	12

```
AKUTANPASSUNG DES ALT - INSULINS
```

Blutzucker		Spritz-Eß-Abstand	Trauben-zucker
> 150	+ 1 IE	(morgens,	
> 200	+ 2 IE	mittags,	
> 250	+ 3 IE	abends)	

Abb. 4. Individueller Insulinanpassungsplan II

Tabelle 5. Insulintherapie des Typ-I-Diabetes. (Nach [3])

Getrennte Substitution des basalen und des prandialen Insulinbedarfes:

Basaler Insulinbedarf:
    0,35 IE/kg/24 h oder
    50 % des bisherigen Insulinbedarfes

Prandialer Insulinbedarf:
    ca. 1 IE/10 g KH;
    (zum Frühstück: 1 – 2   IE/10 g KH
     zum Mittagessen: 0,5 – 1   IE/10 g KH
     zum Abendessen: 1 – 1,5 IE/10 g KH)

Korrekturfaktoren:
    1 IE Altinsulin senkt um 35 mg/dl
    10 g KH Traubenzucker erhöhen um 50 mg/dl

Rizza [14] hat 1980 gezeigt, daß mit verschiedenen Methoden der Substitution des basalen und prandialen Insulinbedarfes gleichwertige Ergebnisse erzielt werden können: Sowohl mit dem Biostator wie mit der tragbaren Insulinpumpe wie auch mit der Gabe von Ultralente Insulin als Basalinsulin und 4mal täglicher Gabe von Altinsulin ließen sich die präprandialen Blutzucker normalisieren, jedoch nicht die postprandialen, jedenfalls nicht die postprandialen Blutzucker nach dem 1. Frühstück. Zwar konnten die prandialen Insulinspitzen in den physiologischen Bereich angehoben werden, jedoch waren die Insulinspiegel zwischen den Mahlzeiten und in der Nacht bei allen drei Therapieformen deutlich höher als bei Stoffwechselgesunden.

Czerwenka-Howorka et al. [4] haben vergleichbare Ergebnisse – Nahezu-Normalisierung von Blutzucker und HbA_1 – über ein bis eineinhalb Jahre vorlegen können.

Dauererfolge, d. h. eine nahezu normoglykämische Einstellung über ca. 3 Jahre mit einem HbA1c von unter 6,3% , erreichen nach Waldhäusl [19] etwa 40% der erwachsenen Typ-I-Diabetiker und nach Schober et al. [16] etwa 20% der kindlichen Typ-I-Diabetiker.

Probleme der intensivierten/funktionellen Insulintherapie

Basisinsulinprobleme

Das größte Problem bei dieser Therapieform ist die verläßliche und reproduzierbare Substitution des basalen Insulinbedarfes (Tabelle 6). Es gibt kein ideales Basisinsulin:

Tabelle 6. Probleme verschiedener Basisinsulin-Konzepte

Ersatz des basalen Insulinbedarfs durch	Problem
Proinsulin	– nicht im Handel
Ultratard, 1 × spät Ultratard, 2 ×	– häufig schwankende Nüchternblutzucker auf Grund womöglich schwankender Resorption
Monotard, 1 × spät	– zu kurze Wirkung (< 24 Std.)
	– häufig auch inkonstant
NPH, 1 × spät	– zu kurz, deckt den Tag nicht ab
NPH, 2 ×	– ungleichmäßig, durch Wirkungsmaximum am Vormittag kein Verzicht auf 2. Frühstück möglich
	– häufig zu kurze Wirkung am Nachmittag
	– häufig zu kurze Wirkung gegen Morgen
NPH, 2 × + Alt mittags	– Altinsulinwirkung häufig nicht durchreichend bis zur Abendspritze
NPH, 4 × 1/8, 1/4, 1/8, 1/2	– ideale Lösung aber kein Pen einsetzbar

In den vergangenen Jahren ist Proinsulin als Basisinsulin geprüft worden, welches ermutigende Ergebnisse gebracht hat. Wegen kardiovaskulärer Nebenwirkungen mußte die Prüfung jedoch abgebrochen werden. Ultratard, das humane Ultralente, hat sich nach unserer Erfahrung weder bei einmaliger täglicher Gabe noch bei zweimaliger täglicher Gabe als Basisinsulin bewährt. Die Nüchternblutzucker sind unter Ultratard i. allg. sehr schwankend, womöglich aufgrund der großen Variabilität der Resorption [8]. Auch ist die Wirkung nach unserer Erfahrung kürzer als 24 h. Monotard, welches ja auch zu 70 % aus Ultratard (und zu 30 % aus Semilente) besteht, hat ebenfalls eine zu kurze Wirkung und häufig auch die gleichen Probleme der Variabilität wie das reine Ultratard. Die vielfach geübte Praxis, statt einmal spät abends Ultratard einmal vor dem Schlafengehen NPH-Insulin zu geben und sonst am Tag über nur Altinsulin, kann überhaupt nicht befriedigen. Wegen der kurzen Wirkung des NPH-Insulins müssen die Diabetiker mit diesem Therapieregime praktisch ab Mitte des Vormittags ihr basales Insulin durch die Altinsulingaben, die eigentlich nur den prandialen Insulinbedarf abdecken sollen, substituieren. Bei zweimaliger täglicher Gabe von NPH besteht i. allg. keine Variabilität der Mahlzeiteneinnahme, vor allen Dingen kann meistens auf das zweite Frühstück nicht verzichtet werden, da das NPH-Insulin am späten Vormittag sein Wirkungsmaximum hat. Die beste Substitution des Basisinsulins gelingt nach unserer Erfahrung mit der 4mal täglichen Gabe von NPH-Insulin, wobei vor den drei Hauptmahlzeiten eine Mischinjektion von basalem NPH-Insulin und prandialem Altinsulin gegeben wird. Dieses Therapieregime hat jedoch den Nachteil, daß man keinen Pen verwenden kann.

Die Basisinsulinprobleme beruhen wohl vor allem auf der großen Variabilität der Insulinabsorption aus dem subkutanen Fettgewebe (Tabelle 7).

Variabilität der Insulinabsorption

Die Variabilität schwankt bei Verzögerungsinsulin zwischen 26 und 68 %, bei Altinsulin sogar noch mehr (Tabelle 7). Dennoch ist die Schwankung der Absorption von Altinsulin klinisch nicht so bedeutsam wie die des Verzögerungsinsulins: Altinsulin verwenden wir vor allem zur Deckung des prandialen Insulinbedarfs, d. h. zum Ausgleich der postprandialen Blutzuckeranstiege. Hier wirken sich Unterschiede klinisch nicht so bedeutsam aus. Außerdem ist die verwandte Altinsulindosis meist klein, so daß der Fehler, in Einheiten gerechnet, nicht so bedeutend ist, wie beim eingesetzten Verzögerungsinsulin. Wenn dagegen der Fehler beim Ersatz des basalen Insulins durch Verzögerungsinsulin 25–45 % beträgt, so kann sich dies in der einen Nacht als Hypoglykämie, in der anderen Nacht als Hyperglykämie mit einem resultierenden Nüchternblutzucker von 300 mg/dl klinisch manifestieren.

Insulinspritztechnik

In Anbetracht der großen Variabilität der Insulinabsorption sollte man alle Faktoren, die diese Variabilität noch vergrößern können, möglichst konstant halten (Ta-

Tabelle 7. Variabilität der Insulinabsorption aus dem subkutanen Fettgewebe

Insulin	Variation der Absorption in %	gemessen an	Autor
Actrapid Semilente Ultralente	27 – 46	T 50	Binder (1969)
NPH	26	T 50 intra-ind.	Kolendorf (1978)
	55	T 50 inter-ind.	
Monotard NPH	19 – 104	T 50	Lauritzen (1979)
Lente	28	IRI max.	Galloway (1981)
	33	Δ T IRI max.	
NPH	44	IRI max.	
	68	Δ T IRI max.	
Alt	64	IRI max.	
	104	Δ T IRI max.	
Ultratard	44,5	T 50 intra-ind.	Jörgensen (1989)
	36,9	T 50 inter-ind.	
	42,8	T 50 total	

T 50 Halbwertszeit der Schwundrate von radioaktiv markiertem Insulin an der Injektionsstelle; *T 50 intra-ind* Halbwertszeit der Schwundrate von radioaktiv markiertem Insulin an der Injektionsstelle im intraindividuellen Vergleich; *T 50 inter-ind* das gleiche im interindividuellen Vergleich; *IRI max* maximaler Serumspiegel von immunreaktivem Insulin; *Δ T IRI max* Zeitpunkt bis zum Erreichen des maximalen Serumspiegels von immunreaktivem Insulin; *T 50 total* Gesamthalbwertszeit

Tabelle 8. Korrekte Insulinspritztechnik (Anweisung an die Schwestern)

– Die gleichen Spritzstellen wie zu Hause benutzen

– Immer eine *Falte* von Unterhautfettgewebe bilden

– Schräg in diese Falte injizieren

– *Nicht* mehr in den *Oberarm* spritzen

– Auf Unterschiede in der Insulinabsorption (= Insulinwirkung) zwischen Injektion in den Bauch und den Oberschenkel hinweisen

– Bauch und Oberschenkel als Injektionsort bewußt einsetzen

– Abend- bzw. Spätspritze nur in den Oberschenkel

belle 8). Dabei ist der wichtigste Faktor die Wahl des korrekten Injektionsortes: Wir wissen heute, daß die Absorption aus dem Abdomen viel schneller geschieht als aus dem subkutanen Fettgewebe des Oberschenkels. Neuere Untersuchungen haben ergeben [17], daß bei Injektion in den Oberarm häufig versehentlich intramuskulär injiziert wird. Das ist bei der Dünne des subkutanen Fettgewebes an dieser Stelle bei den Typ-I-Diabetikern nicht verwunderlich, auch kann der Patient ja hier nicht mit einer Hand eine Falte des subkutanen Fettgewebes bilden und mit der anderen Hand in diese injizieren, um so das subkutane Fettgewebe als Injektionsort sicherzustellen. Wenn wir die Abenddosis aufteilen in Altinsulin zum Abendessen und Verzögerungs-insulin vor dem Schlafengehen, tun wir dies ja, um die Insulinwirkung zum Morgen hin zu verlängern. Deshalb sollte diese Spätspritze immer in den Oberschenkel gegeben werden.

Ernährung und körperliche Bewegung

Im Prinzip gilt das auch für die Diabetesdiät und die körperliche Bewegung. Körperliche Bewegung ist für Diabetiker wie für Nichtdiabetiker gesund. Dennoch ist körperliche Bewegung immer ein Störfaktor für den Kohlenhydratstoffwechsel des Diabetikers. Es muß jedesmal ein großer Aufwand mit Anpassung von Diät und Insulindosis betrieben werden, um die Störungen durch körperliche Bewegung gering zu halten. Am einfachsten ist die Diabeteseinstellung bei gleichmäßiger körperlicher Aktivität. Dennoch sollte man den insulinpflichtigen Diabetiker beraten und unterrichten, wie er sportliche Aktivitäten in seiner Freizeit und wechselnde körperliche Belastungen im Beruf durch Diät und Insulin kompensieren kann.

Auch für die Diät des Diabetikers gilt: Am einfachsten ist die Einstellung bei geregelter Energie- und Kohlenhydratzufuhr. Die heute propagierte Diätliberalisierung im Rahmen der intensivierten Insulintherapie wird von vielen Diabetikern auf Kosten einer Verschlechterung der Stoffwechsellage und einer Gewichtszunahme überzogen. Auch für die intensivierte Insulintherapie ist gründliches Wissen um die Ernährung Grundlage der Therapie.

Zirkadianer Insulinbedarf

Untersuchungen des zirkadianen Insulinbedarfes mit Insulinpumpen, bei denen stündlich die Basalrate unterschiedlich programmiert werden konnte, haben ergeben, daß der Insulinbedarf von Mitternacht bis morgens in der Zeit zwischen 6.00 und 8.00 Uhr deutlich ansteigt, daß er von diesem Gipfel auf die Mittagszeit zwischen 12.00 und 14.00 Uhr absinkt, z.T. bis auf 1/4 oder noch weniger des Morgengipfels, um von diesem Mittagstiefpunkt wieder auf einen zweiten Gipfel am Abend zwischen 19.00 und 21.00 Uhr, der jedoch niedriger als der Morgengipfel ist, wieder anzusteigen [6]. Wenn wir nun bei einem solchen Insulinbedarfsmuster morgens NPH-Insulin injizieren, erreicht dieses NPH-Insulin sein Wirkungsmaximum mittags, zu dem Zeitpunkt also, wo wir den niedrigsten Insulinbedarf haben, d. h. die größte Insulinempfindlichkeit aufweisen. Auch diese Unterschiede im zirkadianen Insulinbedarf lassen es als sinnvoll erscheinen, die Hauptmenge des NPH-Insulins mittags und vor dem Schlafengehen zu injizieren, so daß der Abendgipfel und der Morgengipfel abgedeckt werden, und vor dem 1. Frühstück und vor dem Abendessen nur eine kleine Menge NPH-Insulin als Basisinsulin dem dann zum Essen injizierten Altinsulin zu „unterlegen".

NPH-Insulin, 4mal täglich gegeben als Basisinsulin

Dieses Therapieregime ist von einem insulinpflichtigen Diabetiker auf empirischer Basis entwickelt worden. Seine Forderung war, seine Nahrungszufuhr auf drei Mahlzeiten zu beschränken, die dazu noch ausreichend groß sein sollten, um ein Sättigungsgefühl zu erzeugen. Diese Insulinverteilung hat sich in unserer Klinik seither vielfach bewährt. Wir setzen sie immer dann ein, wenn alle anderen Therapiekonzepte versagen, aber auch dann, wenn der Patient ausdrücklich die Reduktion seiner Nahrungszufuhr auf drei Mahlzeiten wünscht. Von den ersten 23 Patienten, die dieses Regime akzeptiert haben, sind die Mittelwerte des Insulinbedarfes und der Kohlenhydratverteilung in Tabelle 9 angegeben [13]. Die drei Mahlzeiten sind in etwa gleich groß und umfassen im Mittel 5–6 BE pro Mahlzeit. Der Insulinbedarf pro 24 h beträgt 44 IE, wovon die Hälfte auf das prandiale Altinsulin und die andere Hälfte auf NPH-Insulin als basales Insulin entfällt. Der Insulinbedarf zu den drei Mahlzeiten des Tages ist, wie in zahlreichen anderen Studien gefunden worden, pro Kohlenhydrateinheit morgens höher als mittags, der abendliche Insulinbedarf liegt dazwischen. Das NPH-Insulin, welches zur Substitution des basalen Insulins benutzt wird, verteilt sich zur Hälfte auf die Nacht (vor dem Schlafengehen gegeben) und zur anderen Hälfte auf den Tag. Die größte Dosis wird dabei vor dem Mittagessen injiziert, um den abendlichen Gipfel des zirkadianen Insulinbedarfes abzudecken. Die vor dem Frühstück injizierte NPH-Insulindosis ist gering, so daß keine Hypoglykämieneigung am Vormittag eintritt und der Zwang, ein zweites Frühstück einzuhalten, entfällt. Auch das NPH-Insulin zum Abendessen ist sehr gering. Es dient im wesentlichen dazu den Insulinbedarf in der frühen Nacht zu decken, wenn das spätabendliche NPH-Insulin seine Wirkung noch nicht entfaltet hat. Die Verteilung des NPH-Insulins über 24 h kann mit 1/8–1/4–1/8–1/2 (morgens/mittags/abends/spät) charakterisiert werden.

Wenn man das NPH-Insulin auf kg/KG bezieht, so ergibt sich bei diesen 23 Patienten der physiologische basale Insulinbedarf von 0,35 Einheiten/kg KG/24 h. Auch von daher ist dieses Therapieregime überzeugend.

Wenn man einen Patienten, der schon längere Zeit Insulin spritzt, auf dieses Regime umstellen will, kann man folgendermaßen vorgehen: Man teilt den bisherigen Insulinbedarf zur Hälfte auf Altinsulin und zur Hälfte auf NPH-Insulin auf und verteilt das NPH-Insulin im Verhältnis 1/8–1/4–1/8–1/2 auf morgens, mittags, abends

Tabelle 9. Insulinbedarf und Diät bei intensivierter Therapie mit 4 Mischinjektionen/Tag (n = 23; $\bar{x}$ + s. d.)

	BE	Altinsulin IE	Altinsulin pro BE	NPH-Insulin IE
vor dem Frühstück	5,6 ± 1,6	8,0 ± 4,2	1,5 ± 0,7	2,6 ± 1,8
vor dem Mittagessen	5,0 ± 1,2	5,2 ± 2,0	1,05 ± 2,0	6,2 ± 4,2
vor dem Abendessen	5,9 ± 1,8	8,6 ± 4,7	1,45 ± 0,8	2,7 ± 2,1
vor dem Schlafengehen				11,0 ± 7,6

und spät. Dann verteilt man das Altinsulin auf die Kohlenhydrateinheiten zu den drei Hauptmahlzeiten, wobei man die typischen Unterschiede im Insulinbedarf zu den verschiedenen Tageszeiten berücksichtigt. Weitere Anpassungen der Dosis werden vorgenommen, in dem man das Altinsulin und das NPH-Insulin nach den entsprechenden Wirkungszeiten beurteilt, wobei die Wirkungsdauer bei den kleinen Dosen entsprechend kürzer anzusetzen ist.

Insulinanpassungsplan

Zur Selbststeuerung dieses Therapieregimes erhalten die Patienten einen Insulinanpassungsplan, auf dem die Insulinsorten und die Blutzuckermeßmethode eingetragen werden, die BE-Verteilung, und das Datum, an dem dieser Plan ausgehändigt wird. (Abb. 5). Die Spritzstellen werden für die vier täglichen Injektionen festgelegt, ebenso wie der Spritz-Eß-Abstand vor den drei Hauptmahlzeiten und die Uhrzeit

INSULINANPASSUNGSPLAN für ....

Verzögerungsinsulin (NPH):

Altinsulin:

Datum:

Meßmethode:

Broteinheiten:

	MORGENS		MITTAGS		ABENDS		SPÄT		
Spritzstelle									
Spritzeßabstand							Uhrzeit:		
Standarddosis	NPH + Alt		NPH + Alt		NPH + Alt		NPH + Alt		
Anpassung	Allge-meines	Alt-insulin	Allge-meines	Alt-insulin	Allge-meines	Alt-insulin	Allge-meines	NPH-Insulin	Alt-insulin

Abb. 5. Individueller Insulinanpassungsplan III

für die Spätinjektion. Für die Standarddosis sind verschiedene Spalten vorgesehen, so daß im Laufe einer stationären Behandlung die Änderungen der Dosis in die nächste Spalte eingetragen werden können. Das gleiche gilt für die Anpassung des Altinsulins zu den drei Hauptmahlzeiten sowie die Spätanpassung, bei der wir, je nach Blutzuckerhöhe, sowohl eine Variation des NPH-Insulins wie – bei höheren Blutzuckerwerten – auch eine Korrektur durch Altinsulin vornehmen können.

Die Richtigkeit der basalen Insulindosis kann durch einen Fastentag überprüft werden.

Zur Entlassung wird dieser Plan noch einmal sauber geschrieben, dem Patienten ausgehändigt und eine Kopie dem Arztbrief beigelegt.

Formen der Insulintherapie

Zusammenfassend möchte ich also drei Formen der Insulintherapie unterscheiden (Tabelle 10): Die konventionelle Insulintherapie mit einer einmaligen täglichen Gabe eines langwirkenden oder einer zweimaligen täglichen Gabe eines mittellangwirkenden Insulins, die intensivierte Insulintherapie mit mehr als zwei Injektionen pro Tag und die funktionelle Insulintherapie oder die physiologische Insulinsubstitution, die eine getrennte Substitution des basalen und prandialen Insulinbedarfs anstrebt.

Indikationen und Voraussetzungen

Wann ist eine solche funktionelle oder physiologische Insulintherapie nun indiziert (Tabelle 11)? Eigentlich immer dann, wenn mit anderen Methoden keine befriedi-

Tabelle 10. Formen der Insulintherapie

Konventionell:	1 × tägl. langwirkendes oder 2 × tägl. mittellangwirkendes Insulin, dem Wirkungstyp des Insulins angepaßte Diät, Harnzuckerselbstkontrolle, ergänzende Blutzuckerselbstkontrolle
Intensiviert:	Insulintherapie mit mehr als 2 Injektionen pro Tag, unter Verwendung von Altinsulin zur Korrektur und Anpassung nach Blutzuckerselbstkontrolle

Funktionell, Physiologisch:	Getrennte Substitution des basalen und prandialen Insulinbedarfes
	meist ≧ 4 Injektionen
	1 – 4 × tägl. Verzögerungsinsulin zur Deckung des basalen Insulinbedarfes,
	3 × tägl. Altinsulin
	    a) zur Deckung des prandialen Insulinbedarfes
	    b) zur Korrektur (ggfs. auch > 3 × tägl.)
	Reduktion auf 3 Mahlzeiten möglich
	Steuerung durch Blutzuckerselbstkontrolle
	(und Harnzuckerselbstkontrolle)

Tabelle 11. Indikationen zur funktionellen/physiologischen Insulintherapie

1) Wenn anders keine befriedigende Diabeteseinstellung zu erzielen ist
   (ungleichmäßiges Profil, Hypoglykämieneignung)
2) Wenn der Patient es wünscht
   – um mehr Korrekturmöglichkeiten zu haben und dadurch besser eingestellt zu sein
   – um Anzahl, Umfang und Zeitpunkt der Mahlzeiten variieren zu können

Tabelle 12. Voraussetzungen für die funktionelle/physiologische Insulintherapie

a) Beim Patienten
   1) Disziplin und konsequentes Handeln – u. a. Bereitschaft zur regelmäßigen Selbstkontrolle
   2) Einsicht, Motivation und Lernfähigkeit
      – Schulung und Training in einer Diabetesklinik bzw. -spezialabteilung in dieser Methode
b) Beim Arzt und Diabetesberater
   1) Erfahrung in dieser Methode
   2) Zeit, Raum und Personal für ihre Vermittlung (strukturierte Schulung)
   3) Beurteilungsvermögen, ob dieser Patient dafür geeignet ist
   4) Verständnis und Liebe

gende Diabeteseinstellung zu erzielen ist, wenn das Profil trotz intensiver Bemühungen ungleichmäßig ist, eine Hypoglykämieneigung oder Hyperglykämieneigung bei anderen Therapieregimen besteht. Die zweite Indikation wäre, wenn der Patient es wünscht, wobei er wissen sollte, was diese Therapie bedeutet.

Die Voraussetzungen für die funktionelle/physiologische Insulintherapie gliedern sich in Voraussetzungen a) beim Patienten und b) beim Arzt und Diabetesberater (Tabelle 12).

Die wesentlichste Voraussetzung beim Patienten ist Disziplin und konsequentes Handeln, d. h. unter anderem die Bereitschaft zur regelmäßigen Blutzuckerselbstkontrolle und das Ziehen der richtigen Konsequenzen daraus. Intelligenz erscheint uns nicht als Voraussetzung für eine solche aufwendige Insulintherapie. Manchmal ist sie sogar hinderlich und steht dem Patienten im Wege. Dagegen sind eine gewisse Lernfähigkeit, Einsicht in die Zusammenhänge des Diabetes und Motivation zur Übernahme dieser schweren Arbeit eine notwendige Voraussetzung, um mit einem solchen Therapieregime einen entsprechenden Erfolg zu erzielen. Natürlich ist eine Schulung und ein entsprechendes Training in dieser Methode in einer Diabetesklinik eine unabdingbare Voraussetzung dazu.

Vom Arzt und Diabetesberater verlangen wir Erfahrung in dieser Methode und viel Zeit, dem Patienten diese Technik zu vermitteln. Ob dies im Rahmen eines strukturierten Wochenschulungsprogrammes erfolgt oder durch eine Einzelschulung, ist dabei belanglos. Einen sicheren klinischen Blick sollte der Arzt haben, ob dieser Patient für eine solche aufwendige Methode die geeigneten Voraussetzungen mitbringt. Und schließlich gehört viel Geduld, Verständnis für den Diabetes und Liebe zum Diabetiker dazu, damit eine solche Insulintherapie das hält, was Arzt und Diabetiker sich von ihr versprechen, nämlich ein längeres leben in Gesundheit und ohne Diabeteskomplikationen.

Literatur

1. Berger M, Jörgens V (1983) Praxis der Insulintherapie. Springer, Berlin Heidelberg New York Tokyo
2. Binder C (1969) Absorption of injected incuslin. Acta Pharmacol Toxicol 27 (Suppl 2): 1–87
3. Bottermann P (1985) Action profiles and plasma concentrations of insulin after s.c. application of different insulin preparations. In: Beyer J, Albisser M, Schrezenmeir J, Lehmann L (eds) Computer systems for insulin adjustment in diabetes mellitus. Pan Scienta Verlag, Hedingen, S 85–109
4. Czerwenka-Howorka K, Bratusch-Marrain P, Waldhäusl W (1984) Algorithmen der normoglykämischen Insulinsubstitution bei Typ-I-Diabetes. Erste Langzeitergebnisse. Wien Klin Wochenschr 96: 558–559
5. Galloway JA, Wentworth SM (1982) A short review of factors that affect the absorption and disposal of insulin. In: Peterson CM (ed) Diabetes management in the '80s. New York, pp 100–108
6. Glasmacher A, Stahl T (1988) Clusteranalyse circadianer Insulinbedarfsmuster unter CSII-Therapie. Aktuel Endokrinol Stoffw 9: 77
7. Howorka K (1987) Funktionelle, nahe-normoglykämische Insulinsubstitution. Lehrinhalte, Praxis und Didaktik. Springer, Berlin Heidelberg New York Tokyo
8. Jörgensen J, Vaag A, Hongaard P, Langkjaer L, Markussen J (1989) NovoSol Basal, a new soluble long-acting insulin analogue showing first order absorption kinetics and a very low intra-patient variation of absorption after subcutaneous injection in type 1 diabetic patients. Diabetologia 32: 500 A
9. Kolendorf K, Aaby P, Westergaard S, Deckert T (1978) Absorption, effectiveness and side effects of highly purified porcine NPH-insulin preparations (Leo). Eur J Clin Pharmacol 14: 117–124
10. Lauritzen T, Faber OK, Binder C (1979) Variation in 125-Jod-insulin and blood glucose concentration. Diabetologia 17: 291–295
11. Lawrence (1960) zit. nach Schlichtkrull J, Pingel M, Heding LG, Brange J, Jörgensen KH (1975) Insulin preparations with prolonged effect, in insulin II. Handbuch Exp. Pharm XXXII/2, Springer, Berlin Heidelberg New York (Handbuch der experimentellen Pharmokologie, Bd 32/2. S 729-777)
12. Madsbad S, Faber OK, Binder C, McNair P, Christiansen C, Transbol I (1978) Prevalence of residual beta-cell function in insulin-dependent diabetics in relation to age at onset and duration of diabetes. Diabetes 27: 262–264
13. Nagel C, Eckhard T, Willms B (1988) Intensivierte Insulintherapie mit viermal täglicher Gabe von NPH-Insulin als Basisinsulin. Aktuel Endokrinol Stoffw 9: 76
14. Rizza, RA, Gerich JE, Haymond MW, Westland RE, Hall LD, Clemens AH, Service FJ (1980) Control of blood sugar in insulin-dependent diabetes: Comparison of an artifical endocrine pancreas, continuous subcutaneous insulin infusion, and intensified conventional insulin therapy. N Engl J Med 303: 1313–1318
15. Schiffrin A, Belmonte M (1982) Multiple daily self-glucose monitoring: Its essential role in long-term glucose control in insulin-dependent diabetic patients treated with pump and multiple subcutaneous injections. Diabetes Care 5: 479–484
16. Schober E, Borkenstein M, Frisch H (1987) Basis-Bolus-Therapie bei diabetischen Kindern und Jugendlichen unter Verwendung des Novo Pens. Wien Klin Wochenschr 99: 312–313
17. Spraul M, Chantelau E, Koumonlidou J, Berger M (1988) Subcutaneous or nonsubcutaneous injection of insulin. Diabetes Care 11: 733-735
18. Unger H, Willms B (1980) Blutzuckerselbstkontrolle mit einem neuen Blutzuckerteststreifen. Dtsch Med Wochenschr 105: 566–570
19. Waldhäusl W (1989) Moderne Insulin-Therapie. Schwerpunktmedizin 12: 8–15
20. Waldhäusl W (1986) The physiological basis of insulin treatment – clinical aspects. Diabetologia 29: 837–849
21. Waldhäusl W, Bratusch-Marrain P, Gasic S, Korn A, Nowotny P (1979) Insulin production rate following glucose ingestion estimated by splanchnic C-peptide output in normal man. Diabetologia 17: 221–227

Pharmakokinetik neuentwickelter Insuline

A. DEJGARD

Einleitung

Die Insulintherapie wird sicherlich noch für viele Jahrzehnte die Hauptsäule in der Therapie des Diabetes mellitus Typ I sein.

Man muß sich darüber im klaren sein, daß subkutan injiziertes Insulin zur falschen Zeit in der falschen Dosis an den falschen Ort appliziert wird. Mit dem Ziel, einige dieser Parameter zu optimieren, wurden die 24-h-Insulinprofile bei Normalpersonen untersucht. Grundsätzlich bestehen diese physiologischen Insulinprofile aus zwei Komponenten, einem konstanten basalen Insulinspiegel über 24 h und drei mahlzeiten-bezogene Spitzen. Bei Gesunden sind diese Spitzen charakterisiert durch einen sehr schnellen Anstieg der Plasma-Insulinspiegel und einem relativ raschen Abfall auf die Basalinsulinwerte zwischen den Mahlzeiten.

Bolus-Insulin

Die Insulinsubstitution durch subkutane Applikation von Normalinsulin birgt zwei Probleme

- Um die postprandialen Blutglukoseausschläge zu minimieren ist es erforderlich, die Injektion 30–45 min vor der Mahlzeit vorzunehmen,
- zweitens führt eine sehr langsame Insulinresorption zur Hyperinsulinämie auch zwischen den Mahlzeiten und erhöht damit das Risiko von Hypoglykämien.

Um die normalen Insulinprofile noch genauer nachzuahmen, muß es das Ziel sein, die Absorption von Insulin deutlich zu beschleunigen. Entsprechend wären dann die Patienten in der Lage, unmittelbar vor der Mahlzeit die Injektion vorzunehmen, und die schnelle Absorption würde weiterhin zu einer kurzen Wirkdauer führen und damit das Risiko von Hypoglykämien zwischen den Mahlzeiten eliminieren.

Der geschwindigkeitsbestimmende Faktor in der Absorption von Normalinsulin, das in hexamärer Form vorliegt, ist die Dissoziation zu Dimeren und Monomeren, den einzigen beiden Formen, die in der Lage sind, durch das Endothel der Gefäße hindurch aufgenommen zu werden.

In einem der kürzlich neuentwickelten Insulinanaloga wurden einige negativ geladene Aminosäuren in die Sequenz, die an der Grenzfläche zwischen den Insulinmolekülen beteiligt ist, eingeführt und dadurch die Bildung von Hexameren verhindert.

Absorptionsstudien an Normalprobanden mit radioaktiv markierten Analogen und Humaninsulin zeigten eine signifikant raschere Resorption des o. g. Analogs aus der subkutanen Injektionsstelle (Halbwertszeit der Radioaktivität am Injektionsort 60 min vs. 180 min, p <0,005) (Abb. 1) [2]. Da sich ähnliche Ergebnisse auch bezüglich der Blutglukoseantwort fanden, kann von gleicher biologischer Potenz des Analogs und des Humaninsulins ausgegangen werden. Der Effekt der beschleunigten Insulinresorption auf die postprandialen Blutglukosewerte wurde dann weiter bei diabetischen Patienten untersucht. An zwei unterschiedlichen Studientagen erhielten die Patienten zu Beginn einer Standardtestmahlzeit in randomisierter Reihenfolge 10 Einheiten des Analogs oder von humanem Normalinsulin. Die Ergebnisse zeigten einen signifikant höheren Anstieg der Blutglukose nach Humaninsulin, verglichen mit dem Glukoseprofil nach Gabe des Analogs. Aus diesen beiden Studien kann geschlossen werden, daß monomeres Insulin schneller resorbiert wird als Normalinsulin und daß der Anstieg der Blutglukose im Zusammenhang mit einer Mahlzeit nach monomerem Insulin geringer ist als nach humanem Normalinsulin.

Ein anderer Weg, eine rasche Insulinversorgung zu erreichen, die die normale Physiologie nachahmt, wäre die Applikation des Insulins via nasale Mukosa. Die Vorteile dieser Applikationsform für die Patienten sind Bequemlichkeit, Schmerzfreiheit, keine Zeitverzögerung zwischen Mahlzeit und Insulinadministration und damit zusätzliche Flexibilität im Lebensstil. Untersuchungen haben gezeigt, daß Insulin über diesen Weg dosisabhängig mit einem Profil sehr ähnlich der gewünschten normalen Physiologie absorbiert werden kann. Es müssen jedoch einige Nachteile überwunden werden, wie die niedrige Bioverfügbarkeit und der erforderliche Zusatz von oberflächenaktiven (häufig die Schleimhaut irritierenden) Substanzen, um die Absorption zu beschleunigen. Weiterhin sind schließlich noch eine Reihe von Fak-

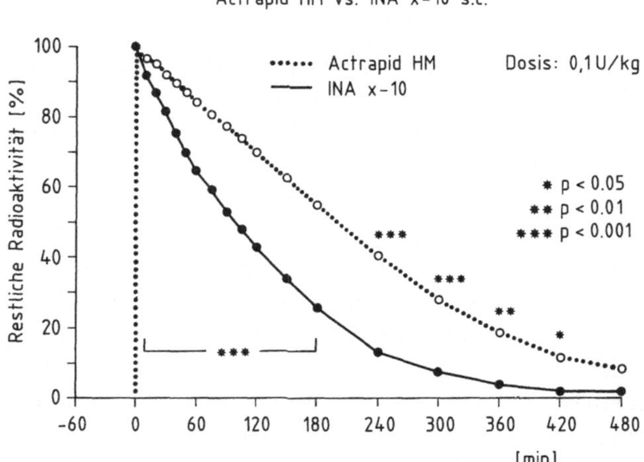

Abb. 1. Mittlere Restaktivität an der Injektionsstelle nach Gabe von ^{125}j-markiertem humanem Normalinsulin (0,1 E/kg) und ^{125}j-markiertem Insulinanalog (0,1 E/kg)

toren zu berücksichtigen, die die Absorptionsrate beeinflussen, sowie mögliche Nebeneffekte auf die nasale Mukosa nach Langzeitanwendung.

Basal-Insulin

Die Hauptprobleme der derzeitig zur Verfügung stehenden Präparationen für die Substitution des basalen Insulins sind:

1. große intra- und interindividuelle Variation,
2. zu kurze Wirkdauer,
3. es handelt sich ausschließlich um Suspensionen, die nicht ideal für die Benutzung einer Injektionshilfe geeignet sind.

Um diese drei Probleme zu überwinden, wurde ein Langzeitinsulinanalog entwickelt. Die zugrundeliegende Idee dieses Analogs ist es, daß durch Erhöhung des isolektrischen Punktes das Insulin bei saurem pH in Lösung bleiben wird, daß sich aber nach Injektion, wenn der pH auf 7,6 ansteigt, eine Kristallisation des Analogs in vivo zu kleinen uniformen Partikeln vollzieht. Wir haben die Resorption dieses Analogs, genannt NovoSol TM Basal, mit der von humanem Ultratard [1] verglichen. Die Ergebnisse zeigten eine signifikant verlängerte Halbwertszeit für NovoSol Basal, verglichen zum Ultratard (35,3 h vs. 25,3 h, p = <0,01) (Abb.2). Ein weiterer und noch wichtigerer Befund war, daß die Tag-zu-Tag-Variation oder intraindividuelle Variation nur 18,4% nach NovoSol Basal betrug, im Vergleich zu 44,5% für humanes Ultratard.

In einer zweiten Studie haben wir die 24-h-Glukose- und Insulinprofile nach 2wöchiger Therapie mit entweder NovoSol Basal oder Human-Ultratard, in gleichen Dosen gegeben, untersucht. Wir fanden eine Tendenz zu höheren Plasma-Glukosewerten nach Behandlung mit NovoSol Basal, verglichen mit Ultratard. Eine Erklärung für diese Befunde könnte eine reduzierte Bioverfügbarkeit sein.

In einer dritten Studie verglichen wir den Bedarf für entweder NovoSol Basal oder Ultratard als basales Insulin in einem Basisboluskonzept, wobei die Patienten für je 2 Wochen mit beiden Insulinen behandelt wurden und die Dosis des basalen Insulins jeweils angepaßt wurde, um eine nahe normoglykämische Einstellung zu erreichen. Die Ergebnisse zeigten eine normoglykämische Einstellung während der zwei Wochen; es war jedoch notwendig, die Dosis für das Basalinsulin signifikant zu erhöhen, wenn NovoSol Basal verwandt wurde. Diese abnehmende Bioverfügbarkeit wird zur Zeit weiter untersucht.

Zusammenfassung

Zusammenfassend soll hervorgehoben werden, daß durch Einsatz der Technik des „molecular modelling" und der Gentechnik neue modifizierte Insulinmoleküle hergestellt werden können. Diese Insulinmoleküle können mit dem Ziel modifiziert

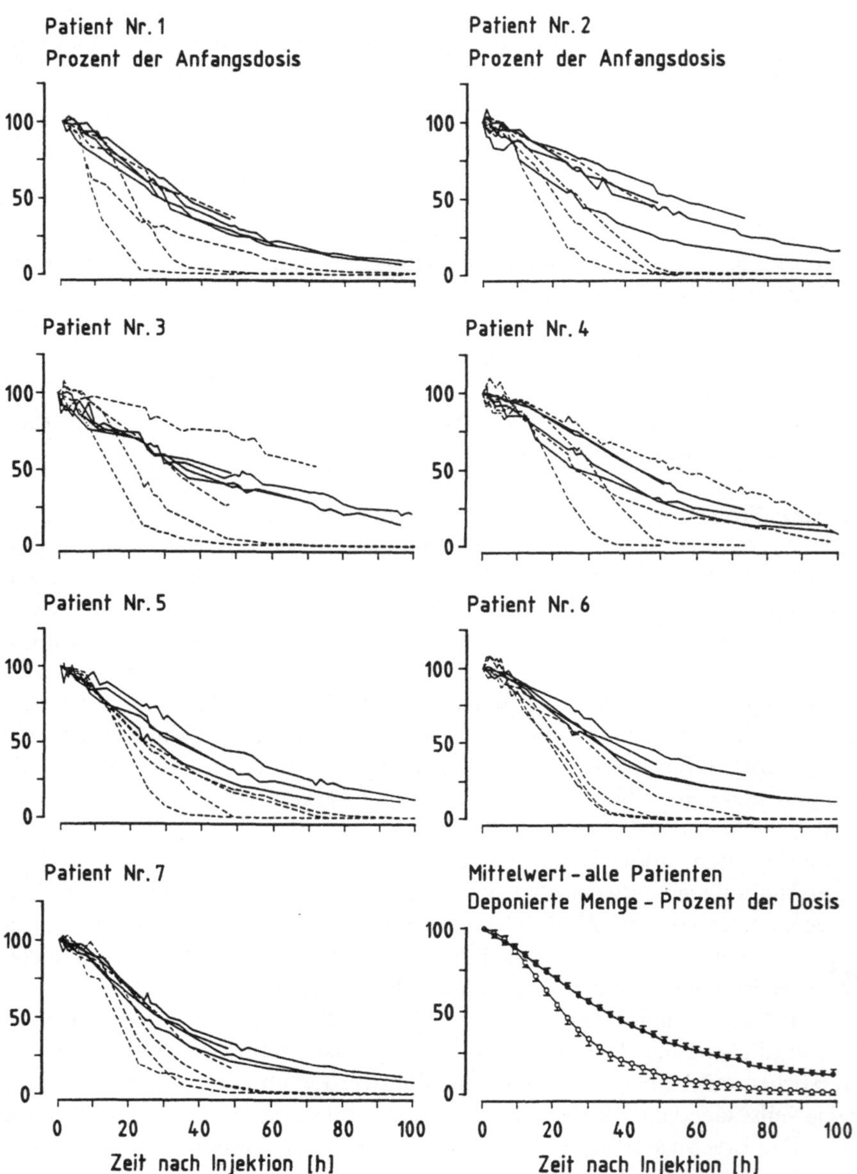

Abb. 2. Individuelle Kurven der verbleibenden Radioaktivität an der Injektionsstelle, ausgedrückt in Prozenten der initialen Dosis von NovoSol Basal (*durchgezogene Line*) und Ultratard HM (*gebrochene Linien*). *Unten rechts*: Mittelwert der Restaktivität für alle Patienten, ausgedrückt als Prozent der Dosis von NovoSol Basal (*Punkte*) und Ultratard (*Kreise*). Die *Balken* geben die Stichprobenfehler an

werden, das Insulinprofil von Nichtdiabetikern nachzuahmen. Alternative Applikationsformen sind ein anderer Weg, die derzeitige nicht ideale Insulinsubstitution zu verändern.

Literatur

1. Jørgensen S, Vaag A, Langkjær L, Hougaard P, Markussen J (1989) NovoSol Basal: Pharmaco-
   kinetics of a novel soluble long acting insulin analogue. Br Med J 299: 415–419
2, Vora JP, Owens DR, Dolben J et al. (1988) Recombinant DNA derived monomeric insulin
   analogue: Comparison with soluble human insulin in normal subjects. Br Med J 297: 1236–1239

Sachverzeichnis